名医专家私房课

防治儿童过敏性鼻炎87讲

罗云涛 | 陈青扬 主编

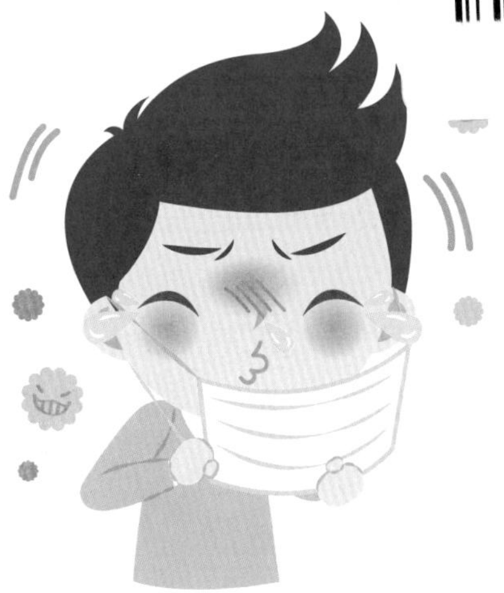

黑龙江科学技术出版社
HEILONGJIANG SCIENCE AND TECHNOLOGY PRESS

图书在版编目（CIP）数据

名医专家私房课：防治儿童过敏性鼻炎 87 讲 / 罗云涛，陈青扬主编. -- 哈尔滨：黑龙江科学技术出版社，2023.9

ISBN 978-7-5719-2102-6

Ⅰ. ①名… Ⅱ. ①罗… ②陈… Ⅲ. ①小儿疾病－过敏性鼻炎－防治 Ⅳ. ① R72 ② R765.21

中国国家版本馆 CIP 数据核字 (2023) 第 153574 号

名医专家私房课：防治儿童过敏性鼻炎87讲
MINGYI ZHUANJIA SIFANG KE: FANGZHI ERTONG GUOMIN XING BIYAN 87 JIANG
罗云涛 陈青扬 主编

出　　版　黑龙江科学技术出版社
出 版 人　薛方闻
地　　址　哈尔滨市南岗区公安街 70-2 号
邮　　编　150007
电　　话　（0451）53642106
网　　址　www.lkcbs.cn

责任编辑　孙　雯
设　　计　深圳·弘艺文化 HONGYI CULTURE

印　　刷　哈尔滨市石桥印务有限公司
发　　行　全国新华书店
开　　本　710 mm × 1000 mm　1 / 16
印　　张　10
字　　数　120 千字
版次印次　2023 年 9 月第 1 版　2023 年 9 月第 1 次
书　　号　ISBN 978-7-5719-2102-6
定　　价　45.00 元

序言

过敏性鼻炎是最常见的慢性疾病之一，发病人群遍及各年龄层次，以青春期人群为高发，且发病人群有低龄化的趋势。小儿过敏性鼻炎跟成人有很大区别，由于儿童抵抗力相对较差，对外界环境的适应能力也较差，导致患过敏性鼻炎以后容易引起病毒、细菌感染。其次，儿童的鼻腔比较狭窄、淋巴管丰富，一旦感染，非常容易引起黏膜肿胀、分泌物增多，甚至还会堵塞窦口跟鼻腔，导致引流障碍，引发鼻窦炎。

此外，儿童的咽鼓管比较低平，感染后很容易引起中耳炎；如果是过敏体质的儿童，疾病容易泛化，容易变成哮喘；再加上儿童自控能力差，鼻痒时经常会用手揉搓鼻子及挖鼻，很容易导致局部感染及鼻出血。过敏性鼻炎不仅让孩子痛苦不堪，也让家长头疼不已。

小儿过敏性鼻炎主要的致敏原为粉尘螨、户尘螨、屋尘，也有少数的食物过敏。这些过敏原广泛存在于人们的生活环境中，极难避免，是患者病情反复发作的原因之一。过敏性鼻炎的发病除了外在环境的影响，孩子自身体质、生活习惯也对该病发作有一定的影响，因此本病是可以防治的。

“治未病”理论是中医药养生保健、防病治病的精髓，认为疾病的防控应重视养生防病、有病早治、已病防变、病愈防复。如果能将中医药在整体观念指导下的辨证论治以及西医药的辨病治疗有效结合起来，能有效防治小儿过敏性鼻炎。

本书详细介绍了小儿过敏性鼻炎的病因、症状和危害，分别从西医、中医角度提出了相应的防治方案，希望能帮助小儿过敏性鼻炎患者及家属对本病有深入的了解，并进一步提高认识，指导他们进行过敏性鼻炎的自我管理、预防和保健，以减少过敏性鼻炎的发作次数、减轻发作的程度、避免进一步发展，甚至达到康复的目的。

在这里需要提醒家长们注意，推拿、按摩、针灸、艾灸以及中西医药物的选用等都要遵循医嘱，在专业医师的指导下进行。

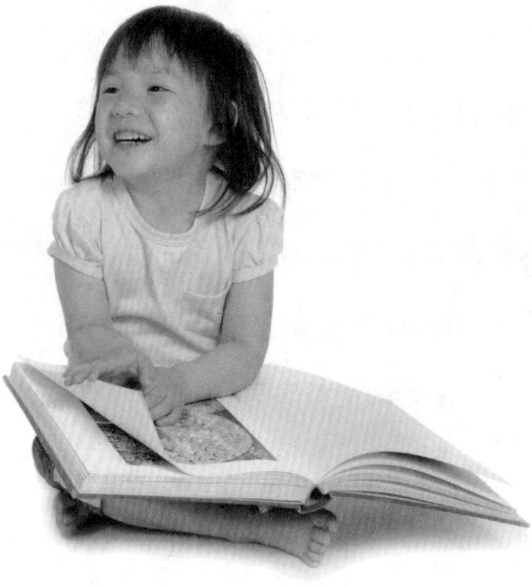

目录

第一章　认识小儿过敏性鼻炎

第二章　西医治疗小儿过敏性鼻炎

第三章　辨清体质，有效防治小儿过敏性鼻炎

第四章　小儿过敏性鼻炎日常调理

第五章　专家答疑，解决父母最关心的问题

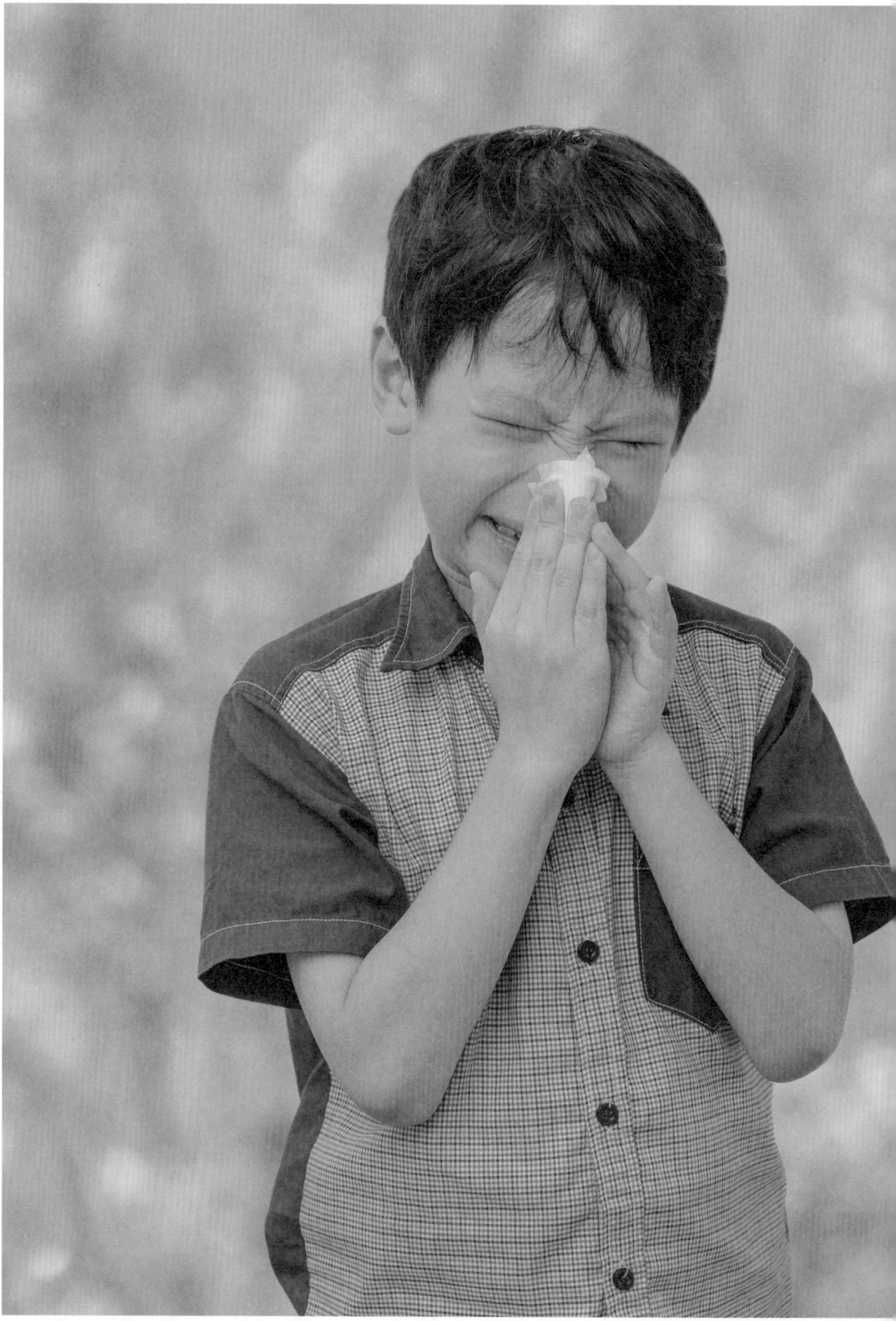

第一章
认识小儿过敏性鼻炎

儿童的呼吸系统尚未发育成熟，和成人相比，儿童的鼻腔短小、鼻道狭窄，外界的细菌、病毒等微生物很容易突破鼻腔中柔嫩的黏膜，通过毛细血管沿血流播散到全身各处。同时，由于头部器官和组织结构复杂，有许多还未完全发育好的解剖结构，因此，鼻腔中的感染原也很可能导致鼻炎。只有先正确认识小儿过敏性鼻炎，才能帮助孩子缓解鼻炎症状，让孩子健康成长。

什么是小儿过敏性鼻炎

过敏性鼻炎又称为变应性鼻炎，是变态反应性鼻炎的简称，为机体接触过敏原后鼻黏膜变态反应性疾病，主要症状有鼻痒、打喷嚏、流清涕、鼻塞等。过敏性鼻炎可伴发过敏性结膜炎、鼻窦炎、鼻息肉、支气管哮喘等疾病。发作期的治疗包括抗过敏、抗炎、免疫治疗等，症状缓解后则需要进行缓解期的调理康复。

小儿过敏性鼻炎的病因

过敏性鼻炎的发病原因比较复杂，它由多种因素长期相互作用而致病，这些因素包括遗传、过敏、物理化学性刺激、气象因素及免疫功能因素等。

遗传因素

有过敏性疾病家族史者易患此病，患者家族多有哮喘、荨麻疹或药物过敏史。现已证实，过敏性疾病的内在因素是基因的异常。

过敏因素

刺激机体产生抗体的抗原物质称为过敏原，该物质为产生过敏性鼻炎的重要因素，该过敏原物质再次进入人体便与相应的抗体结合而引起过敏反应。过敏原按进入人体的方式分为吸入性、食入性、注入性、接触性和物理性，诱发本病的发作主要是吸入性过敏原。

吸入性过敏原通过呼吸进入鼻腔，此类过敏原多悬浮于空气中。持续性过敏性鼻炎常见的过敏原有屋尘螨、粉尘螨、真菌、动物皮屑及蟑螂；间歇性过敏性鼻炎的常见过敏原主要有木本、禾本和草本类的风媒花粉。鼻部症状的过敏原物质，如牛奶、蛋类、鱼虾螃蟹、肉类、水果，甚至某些蔬菜，药物如水杨酸、奎宁、磺胺等。

注入性过敏原主要为肌肉或静脉用药物及生物制品等。

接触性过敏原如化妆品、油漆、氨水、酒精等。

物理性过敏原如冷热变化、湿度高、阳光或紫外线的刺激。

大气污染

空气中的烟尘、二氧化硫、二氧化硅、煤尘、棉屑等也可刺激鼻黏膜，并引起过敏性鼻炎发作。

其他

除上述因素外，气候变化，特别是寒冷空气也能诱发此病。在冬季，患者的病情波动与温度、温差有明显关系。

小儿过敏性鼻炎的症状

世界卫生组织（WHO）组织专家编写的《过敏性鼻炎对哮喘的影响》一书中，将过敏性鼻炎分为轻、中–重度，具体如下表：

间歇性
症状发生的天数＜4天/周或
病程连续＜4周

持续性
症状发生的天数≥4天/周或
病程连续≥4周

轻度
睡眠正常
日常活动、体育和娱乐正常
工作和学习正常

中–重度（下列一项或多项）
不能正常睡觉
日常活动、体育锻炼、娱乐受影响
不能正常工作或学习
有令人烦恼的其他症状

提示：过敏性鼻炎根据发作时间可分为间歇性过敏性鼻炎和持续性过

敏性鼻炎，根据过敏性鼻炎的症状对生活质量（睡眠、日常生活、学习、工作、社交和文娱活动等）的影响程度分为轻度、中-重度，所以过敏性鼻炎就分为轻度间歇性、轻度持续性、中-重度间歇性和中-重度持续性。参考上表内容，父母可为小儿过敏性鼻炎患者评估严重程度。

小婴儿鼻过敏

如果是小婴儿发生鼻过敏，一般不会是灰尘、花粉和霉菌引起的，因为小婴儿的免疫系统很少对这些过敏原敏感。这时可以优先考虑牛奶过敏。如果是母乳喂养，要考虑是不是妈妈饮食有牛奶，牛奶蛋白会通过母乳传给孩子；如果是配方奶粉喂养，要考虑是配方奶粉中的牛奶蛋白引发鼻过敏。在实际情况中，中度和重度的牛奶过敏除了会引起鼻过敏反应之外，还会引发胃肠道症状、皮肤症状和呼吸道症状，而且会比鼻过敏的症状更加严重。

如果是轻度的牛奶过敏，那么也有可能只会引发鼻过敏的症状。另外，还要考虑空气中的刺激物，比如香水的味道、家居清洁产品、有味道的身体乳和面霜、香烟的烟雾等，这些也会引起小婴儿的鼻塞甚至喘息。如果以上这些过敏原都排除了，还需要考虑妈妈饮食中的其他成分，以及家里的宠物、灰尘等。

特定季节鼻过敏

如果是季节性的鼻过敏，也就是说只在特定的季节出现过敏症状，而其他时间都非常健康，那就应该优先考虑花粉过敏。花粉过敏只在特定的时间出现，比如春天，各种花粉比较多。想要躲避花粉过敏，就需要在有花粉的季节少出门，减少户外活动。如果有事要出门，也要注意做好防护，戴好口罩。在家里的时候要注意关窗，也可以在家里安装空气净化器，这些对预防花粉过敏很有益处。

夜间鼻过敏

如果只是在夜间出现鼻过敏的症状，就需要根据卧室里面的实际情况来分析考虑。一般来说，卧室里面可能是灰尘、尘螨、霉菌比较多导致过敏。如果卧室比较潮湿，就有可能是霉菌导致的过敏；如果卧室尘土多，就有可能是灰尘过敏；如果这些都不是，就要考虑尘螨过敏，做好卧室里的卫生工作，勤换洗床单、被罩，把床上的毛绒玩具都收走，经常打扫可以有效防范这种只发生在夜间的鼻过敏。

夜间鼻塞、打鼾

如果孩子在晚上睡觉的时候出现鼻塞、张嘴呼吸、打鼾的情况，表明上呼吸道发生了部分堵塞。这时候，家长需要引起重视，因为这有可能是扁桃体肥大或者腺样体肥大，而这两种情况出现的原因往往也是过敏。打鼾会影响睡眠质量和大脑发育，扁桃体肥大和腺样体肥大会压迫听神经、损伤听力，因此，家长需要及时带孩子去医院检查，积极治疗并找出过敏原，防治过敏。

小儿过敏性鼻炎的危害

过敏性鼻炎本身虽不是严重疾病，但可影响患者的生活质量，给家庭带来一定的经济负担，并可诱发过敏性结膜炎、鼻窦炎、鼻息肉、腺样体肥大、渗出性中耳炎（亦称分泌性中耳炎）、支气管哮喘、慢性咳嗽、胃食管反流。现将上述并发症的常见症状列举如下，但确诊仍需专科医师的综合评定。

过敏性鼻炎常见并发症

- 过敏性结膜炎——眼痒、眼红、流泪
- 鼻窦炎——流脓涕
- 鼻息肉——嗅觉下降、持续性鼻塞
- 腺样体肥大——睡眠打鼾
- 咽鼓管功能障碍——耳堵塞感
- 渗出性中耳炎——耳堵塞胀闷感、听力下降
- 支气管哮喘——气促、胸闷、夜间及清晨咳嗽
- 慢性咳嗽——咳嗽、干咳无痰或痰少

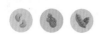

哪些孩子容易得过敏性鼻炎？

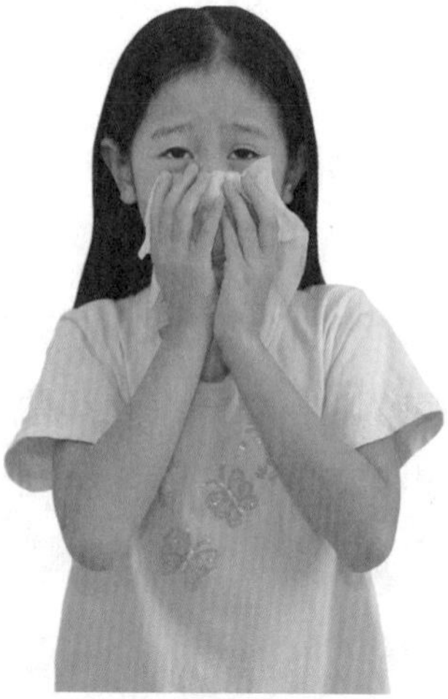

婴幼儿由于免疫系统发育不成熟，相比成人来说更容易发生过敏。结合过敏性鼻炎发病因素，易患小儿过敏性鼻炎的孩子主要具有以下几个特点，有过敏性疾病家族史（包括过敏性鼻炎、哮喘、荨麻疹、过敏性肠炎等），尤其是父母有过敏性疾病病史；特异性体质；具有过敏史（包括对药物、食物、接触物等过敏）；需经常接触过敏原；在环境污染大的地方生活等。

有家庭过敏史的孩子

过敏不会传染，但会遗传。根据研究显示，过敏有很强的家庭遗传性，通常家长有过敏体质，孩子过敏的概率就非常高。食物过敏可以遗传，而且遗传因素在食物过敏的发病过程中起主要作用。大部分有严重食物过敏的孩子，在其家族中可以找出一个或多个有过敏体质的人，比如有可能妈妈对花粉过敏、爸爸有过敏性鼻炎、奶奶患哮喘等。但是，在同一家族内的过敏体质者不一定会出现相同的症状或同样的过敏性疾病，也就是说，孩子不一定与其他家族成员患同一种过敏性疾病。家庭中如果有以下三种情况，孩子过敏的概率要高于其他孩子：

- 父母中一方患过敏性疾病，其子女患过敏性疾病的概率约为 60%。
- 如果妈妈有过敏史，孩子过敏的概率远远大于爸爸有过敏史的孩子。
- 父母双方均患有过敏性疾病，其子女患过敏性疾病的概率可高达 80%。

妈妈在孕期饮食不当生下的孩子

本身有食物过敏的准妈妈，如果在怀孕期间对过敏食物不加以限制，那么孩子在出生后发生食物过敏的危险性可能会大大增加。过敏体质的准妈妈在怀孕期间应尽量避免摄入可能引起过敏的食物，这有助于减少胎儿发展成过敏体质的可能，例如少吃海鲜、坚果等易引起过敏的食物，以及在身体状况允许的情况下避免服用不必要的安胎药。

喂养不当的孩子

研究发现，纯母乳喂养6个月以上的婴儿患哮喘、过敏性皮炎和过敏性鼻炎的危险性显著降低，说明母乳喂养能够保护婴儿免受多种过敏性疾病的侵扰，而这种保护作用可持续到2岁以上。另外，多种食物蛋白可通过母乳传递使婴幼儿产生过敏反应，如果过敏体质的妈妈在哺乳期间食用致敏食物，孩子有可能会产生间接的食物过敏反应。

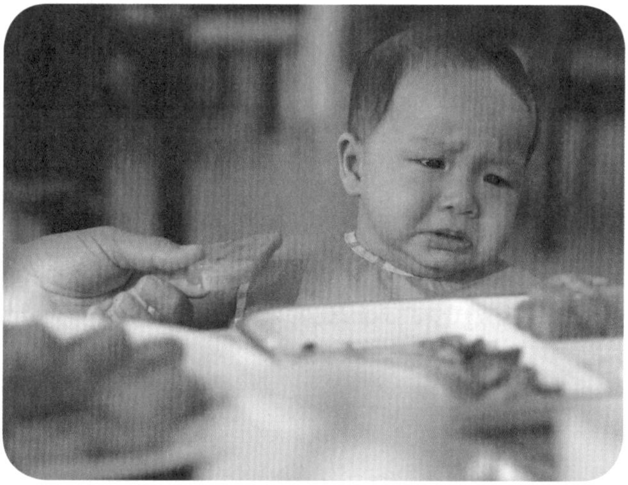

宝宝出生后，如果首先进行的是非母乳喂养，或者过早接触牛奶蛋白，或者添加辅食不合理，过早地刺激宝宝脆弱的肠胃，则容易导致宝宝发生食物过敏。6个月内添加辅食的孩子发生食物过敏的危险性是6个月以后添加辅食孩子的1.35倍。我们通常说的“奶癣”，即未断奶的孩子出现湿疹、瘙痒等皮肤症状，多半是食物过敏造成的。有些孩子由于各种各样的原因不得不采用混合喂养或人工喂养，对其中的食物过敏高危儿来说，喂养水解配方奶粉可有效降低食物过敏的发生率或减轻症状。因此，合理喂养对预防宝宝过敏非常重要。

脾胃功能不佳的孩子

肠道菌群失调是引起孩子食物过敏的一个重要原因。正常情况下，肠道菌群的组成保持着相对稳定，对机体健康起着非常重要的作用，但在某些状况下，这种稳定会被打破，出现菌群失调。

手术、胃肠炎、早产儿胃肠发育不成熟等都可破坏胃肠道黏膜，使其萎缩、受到破坏、通透性改变，导致食物中有抗原性的大分子降解物被肠道吸收。这些大分子物质被吸收入血液后，经过一系列复杂的过程，引发食物过敏。因此，如果家长怀疑孩子食物过敏，就有必要带孩子到医院检测肠黏膜屏障功能，这对于检测食物过敏有非常重要的意义。早期发现肠道屏障功能损害并予以及时治疗，对减少孩子食物过敏的发生大有帮助。

胃肠细菌感染的孩子

研究发现，幽门螺杆菌感染与孩子食物过敏有关，食物过敏的孩子感染幽门螺杆菌的相当多。幽门螺杆菌的传染力很强，可通过手、不洁食物、不洁餐具、粪便等途径传染，所以要让孩子养成良好的卫生习惯，预防感染，做到不喝生水、不吃生食，牛奶要在消毒后再饮用。父母若感染这种细菌，可能会传染给孩子，因此，一旦家人查出感染幽门螺杆菌，并且孩子有食物过敏，那么家人最好到医院进行根除幽门螺杆菌的治疗。

生活环境不卫生的孩子

现代人的家中各种家电、家具、家居用品一应俱全，然而这些家电、家具、家居用品中可能隐藏着大量的过敏原，即便是我们穿的衣物、鞋子及盖的被子等，也都可能成为过敏原的载体。如果家长不能经常清理及保持居家环境的卫生，就很可能使孩子受到过敏原刺激而诱发过敏。

周围环境过于干净的孩子

孩子周围的环境不干净容易导致过敏，但过于干净了也不好。因为孩子免疫系统的成熟是依赖于“细菌”对免疫系统的正常刺激的，所以在养育孩子的过程中，让孩子适当接触细菌，对促进免疫系统的成熟是有帮助的。但是现在很多家长认为把细菌灭得越彻底，孩子就越健康，所以在家里使用大量的消毒剂，导致孩子所接触的东西过于干净，虽然有害的细菌没有了，但有益的细菌也被杀死了。

孩子与细菌接触的机会越来越少，免疫系统根本得不到刺激和锻炼。这也造成孩子的抗病毒能力逐渐下降，一旦受到过敏原的侵袭，过敏也就随之产生了。由于过敏性疾病与文明程度有关，所以有的专家把这种病列为“文明病”“富贵病”，也是有一定道理的。

出生在冬春季节的孩子

与夏秋季节出生的孩子相比，冬春季节出生的孩子发生食物过敏的概率更高。冬春季节阳光照射时间短，孩子皮肤接触的紫外线相对较少，孩子体内生成的维生素D会相应减少，维生素D缺乏会增加孩子免疫功能紊乱的可能性，使孩子更容易发生食物过敏。

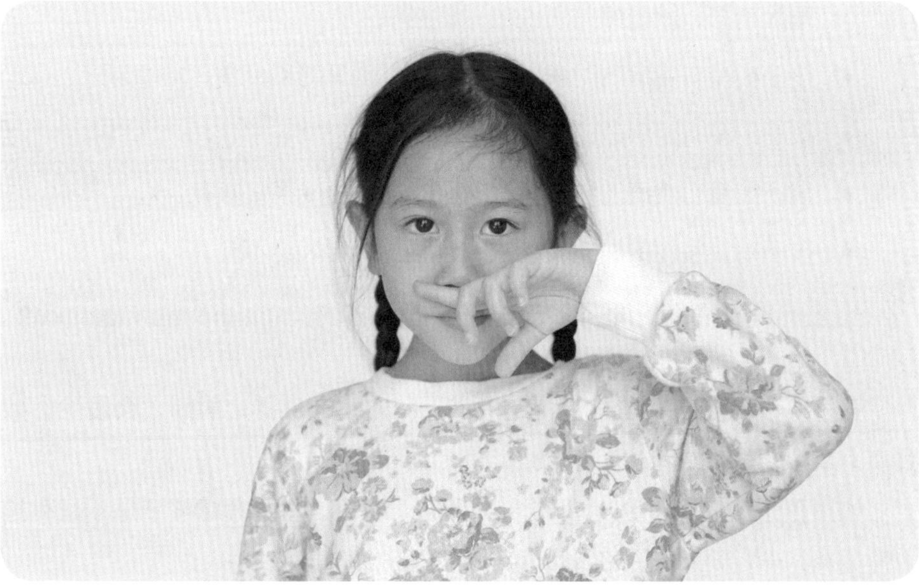

如何判断孩子是否得了过敏性鼻炎

因为鼻部不适，患过敏性鼻炎的孩子会出现特有的典型表现，也就是过敏性鼻炎的特异性表现。

典型表现

- 孩子经常感觉鼻子周围的区域很痒，为了缓解鼻痒，使鼻腔通畅，经常用手掌或手指向上揉鼻。
- 变应性暗影。指孩子下眼睑肿胀导致静脉回流障碍而出现的下眼睑暗影，就是平常所说的“熊猫眼”。
- 孩子在没有生病的时候，常常会感觉到耳塞和鼻塞。
- 孩子在没有生病的时候流清鼻涕。
- 孩子在没有生病的情况下，有慢性喉咙痛或经常咳嗽。
- 孩子有复发性的鼻窦炎，或一旦感冒就会久治不愈。

孩子的以上症状只在某些特定地点、特定季节、特定时间才会发生，如卧室，或者春季，或者晚上等。

如果孩子的症状符合上面的这些情况，家长就需要考虑孩子是不是有过敏性鼻炎，一定要及时就诊，以免延误孩子的病情。

过敏原的检测与判断

对于食物过敏，如果是半岁之内的孩子过敏，要首先考虑配方奶粉的问题。检测配方奶粉引起的过敏可以用完全不含牛奶成分的氨基酸配方奶粉来进行。如果是开始添加辅食的孩子，怀疑是由于饮食引起的过敏，就需要从日常饮食中进行排查，这时最好的方法是食物回避+激发的方法。如果是一岁以上的孩子，还可以去医院用皮肤点刺试验和IgE血液检测的方式来判断过敏原。

过敏原检测常用方法

用氨基酸配方奶粉诊断牛奶过敏

对于添加了配方奶粉、还没有开始添加辅食的孩子来说，如果发现大便中带血丝或出现了其他过敏症状，需要考虑是不是发生了牛奶过敏。氨基酸配方奶粉可以帮助家长判断孩子是不是牛奶过敏。氨基酸配方奶粉完全不含牛奶成分，全部由游离氨基酸组成。如果怀疑孩子是牛奶过敏，只需要将普通配方奶粉换成氨基酸配方奶粉，等到孩子的过敏症状完全消失之后，再换回之前的普通配方奶粉。如果孩子再出现跟之前相同的过敏症状，就可以判断孩子的确是牛奶蛋白过敏，需要停用普通配方奶粉，换成氨基酸配方奶粉或者深度水解蛋白配方奶粉。

食物回避 + 激发试验

在所有的过敏原检测方法中，食物回避+激发试验是诊断食物过敏最好的方法。对于已经添加辅食的孩子来说，这种方法不仅准确，而且家长执行起来也很方便。

食物回避+激发试验是通过孩子吃某种食物的反应来直接判断的。

食物回避+激发试验的具体步骤是：

当孩子吃了某种食物，在72小时之内发生了恶心、呕吐、腹胀、腹痛等过敏症状，之后停止摄入这种食物。等所有的过敏反应全部消失之后，再一次摄入这种食物，如果又出现了与之前相同的过敏反应，那么基本上就可以判断孩子是对这种食物过敏了。

皮肤点刺试验

皮肤点刺试验是检测过敏原的一种常用医疗方法。皮肤点刺试验的具体操作是：将过敏原试剂滴在后背上半部或者前臂内侧，然后用点刺针轻轻刺入皮肤表层，使过敏原试剂通过皮肤进入人体，观察皮肤的反应。如果皮肤肿胀发红，就说明对该过敏原过敏。皮肤的反应越大，说明过敏越严重。

不过，皮肤点刺试验并不能完全检测出所有的过敏。如果过敏原试剂与孩子所接触的过敏原存在差异，或者在测试之前服用了抗过敏的药物，就会影响检测结果的准确性。如果孩子小于一岁，或者过敏症状出现的时间少于6个月，通过这种方法很可能检测不出过敏原。

另外，皮肤点刺试验只能针对IgE介导的过敏进行，对于非IgE介导和IgE-非IgE联合介导的过敏则不能使用这种方法。

IgE 血液检测

IgE血液检测是通过抽血直接检测，不会像皮肤点刺试验那样受到药物的影响。但是这种检测需要IgE在体内达到一定的浓度才能检测得出来。也就是说，与皮肤点刺试验相比，IgE血液检测能够检测出过敏原的概率要小一些，但是一旦检测出过敏，那就一定是过敏。

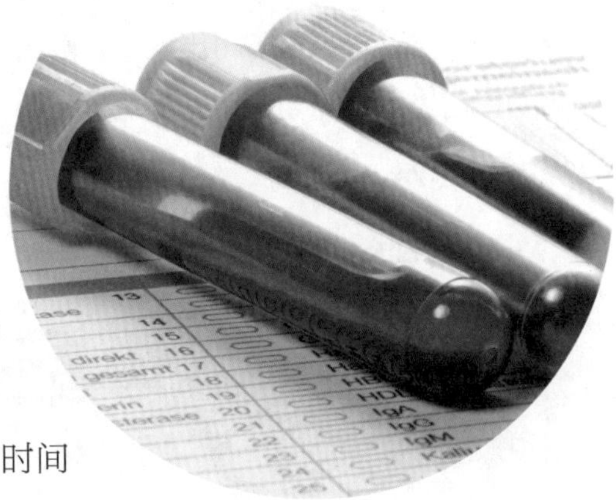

如果孩子小于1岁，或者过敏的时间

少于6个月，通过这种方法很可能检测不出来过敏原。同样，IgE血液检测只能针对IgE介导的过敏进行，对于非 IgE介导和IgE-非 IgE联合介导的过敏则不能使用这种方法。

不同年龄段孩子的过敏原有区别

对于不同年龄段的孩子来说，因为他们的衣食住行都有所不同，所接触的东西也不同，过敏原的侧重点当然也有所不同。比如说，一个2个月的孩子跟一个5岁的孩子都过敏，导致他们过敏的过敏原肯定有很大的差别。2个月的孩子很可能是牛奶蛋白过敏，而5岁的孩子一般不会发生食物过敏，可能是吸入性过敏或者接触性过敏。

6 个月以下婴儿：牛奶蛋白过敏

对于6个月之内的孩子来说，他们和外界的接触比较少，饮食也只有母乳或者配方奶粉，如果孩子出现过敏症状，如湿疹、肠绞痛、持续哭喊或尖叫、不能进食、烦躁、极度萎靡、入睡困难、嗜睡、不愿被抱、摇头等，可以优先考虑牛奶蛋白过敏。如果婴儿出生后第一口吃的不是母乳而是配方奶粉，很可能会发生牛奶蛋白过敏。

6 ~ 12 个月婴儿：食物过敏

对于6~12个月的孩子来说，辅食的添加是饮食中的重大变化，因此食物过敏是这一阶段孩子过敏的主要原因。为了能够及时辨别导致过敏的食物，给孩子添加辅食一定要遵循“少量添加，每次只添加一种”的原则，如果孩子在添加了一种新的辅食连续吃了三天都没有出现过敏反应，才可以继续添加新辅食，如果孩子有过敏症状就要考虑食物过敏。

1 ~ 2 岁幼儿：食物过敏 + 吸入性过敏 + 接触性过敏

1~2 岁的孩子在饮食方面越来越复杂了，更容易有食物过敏的情况出现，家长在日常饮食中要多加注意。另外，这个年龄段的孩子已经能走会跑了，他们与外界的接触日益增多，也有可能接触外界的过敏原，比如花粉、宠物毛、毛绒，甚至大人用的洗发水、化妆品和金属饰品等。

3 ~ 6 岁学龄前儿童：吸入性过敏 + 接触性过敏

3 ~ 6 岁的孩子，如果之前有食物过敏史，在这个阶段会慢慢缓解；如果之前没有出现过食物过敏史，这个阶段基本上也不会再出现食物过敏的现象了。所以，这个阶段孩子的主要过敏原为吸入性过敏和接触性过敏。在日常生活中，在幼儿园、公园、游乐场，这个阶段的孩子经常会接触到的吸入性过敏原和接触性过敏原主要有花粉、尘螨、毛绒、灰尘、真菌、宠物毛、羽毛、洗洁精、洗发水等。

7 岁以上儿童：吸入性过敏

7岁之后的孩子，如果之前有食物过敏，在这个阶段基本上都会慢慢消失。如果之前没有出现过食物过敏，这个阶段基本上也不会再出现食物过敏的现象了。这个阶段孩子最主要的过敏就是吸入性过敏，热空气、冷空气、尘螨、花粉都是主要过敏原。吸入性过敏往往会引起过敏性鼻炎，因此，这个阶段的孩子过敏性鼻炎的发病率会比较高。过敏性鼻炎尤其需要引起家长的关注，不要以为过敏会随着孩子长大而慢慢改善。过敏性鼻炎的发病率从7岁左右一直会持续到三四十岁，如果不及时、有效地治疗，很有可能会变成常年性鼻炎，非常痛苦。

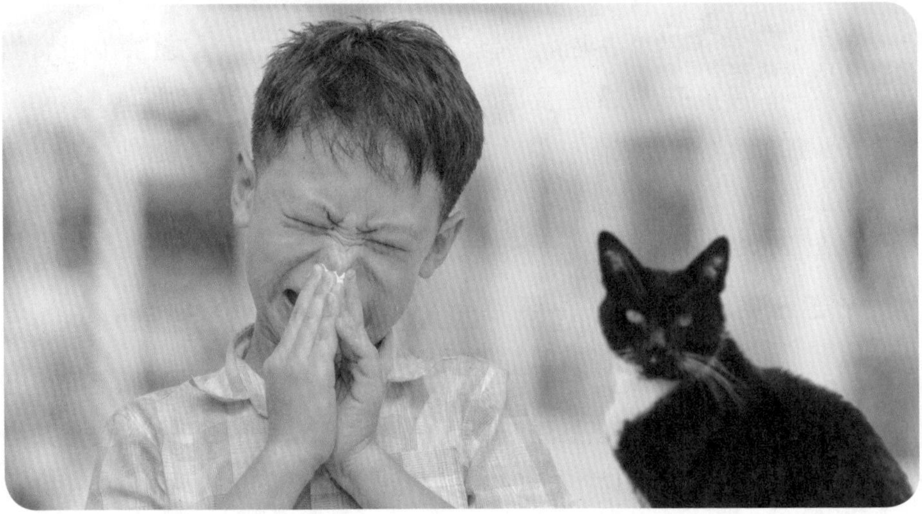

各类过敏原及应对方法

食物过敏

相对于其他过敏而言，食物过敏是日常生活中最多、最主要的过敏形式，尤其是对于小婴儿来说。食物过敏是可以预防的，也是可以治疗的。因此，如果家长能够提前知道一些关于食物过敏的常识性知识，就可以预见性地规避和防范食物过敏。

什么是食物过敏？

所谓食物过敏，指的是反复暴露于某种原本对人体无害的食物之后，由于人体免疫系统的过度反应而导致身体出现一系列不适反应，包括起疹子、恶心呕吐、浑身瘙痒、呼吸受阻等情况。如果吃了一种食物之后，很快在嘴唇、舌头和上腭出现明显的口腔瘙痒、恶心、呕吐、腹泻等，就应该马上停掉这种食物，并且考虑是不是急性过敏。当然，有时候食物过敏也表现为慢性症状，比如胃食管反流、大便中有黏液或者血液、不明原因的腹痛、治疗效果不明显的肠绞痛等，遇到这些情况，也要考虑是不是食物过敏所致。不是所有食物进入人体都会导致过敏反应，也不是人人都会出现食物过敏，只有免疫系统不成熟的婴儿和免疫系统受到了破坏的人才可能出现过敏。

为什么婴儿更容易食物过敏？

首先，这是由婴儿的生理结构决定的。成人的肠道中覆盖着以厌氧菌为主的细菌群，这些肠道细菌和它们的分泌物能够形成一层保护膜，堵住肠壁细胞的缝隙。而婴儿肠道还没有完全发育成熟，他们在妈妈肚子里的时候肠道内是完全无菌的，出生后需要慢慢建立肠道菌群。只有建立起健康、完整的肠道菌群，才可以堵住肠壁的缝隙，防止未经完全消化的食物颗粒进入血液引发过敏，还可以促进食物消化。正因为健康、正常的肠道菌群需要慢慢建立，不可能一蹴而就，所以婴儿更容易食物过敏。

其次，小婴儿与外界接触还不多，不能跑不能跳，不能随便乱摸东西，出门的次数也有限，所以接触性过敏和吸入性过敏对他们来说不太常见。

常见引起过敏的食物有哪些？

食物的种类很多，但是容易引起过敏的只是其中的一小部分。绝大部分的儿童过敏反应由8类常见的食物引起，主要是蛋、鱼、贝类、奶、花生、大豆、坚果和小麦。其他食物如鸡肉、猪肉、牛肉、番茄、芹菜、胡萝卜、花椒、竹笋、猕猴桃等，这些也可能会诱发过敏反应，但是并不常见。对这些食物过敏的孩子，不仅不能吃这些食物，含有此类易过敏成分的食物也不能吃。下面就重点介绍这些最容易引起过敏的食物。

①牛奶

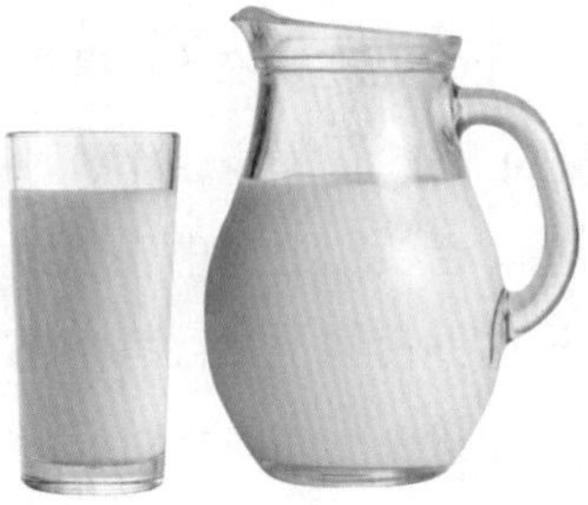

牛奶中的蛋白可能会引起孩子过敏，尤其是 6 个月以内的婴儿，更容易出现牛奶过敏的情况。不过随着年龄的增长，大多数孩子的牛奶过敏症状会逐渐缓解。牛奶过敏最为常见的症状主要有呼吸道、肠道、耳鼻、皮肤方面的症状以及行为改变。呼吸道症状主要表现为鼻塞和呼吸不畅，如果孩子没有生病，也没有季节的换季影响却出现了这些呼吸道症状，且通常表现为慢性的，就要考虑是不是牛奶过敏了。

肠道表现　一般表现为长期大便有黏液，或者经常性便秘等症状。

耳鼻感染　牛奶过敏往往会导致耳鼻反复感染。如果不搞清楚感染的原因就盲目使用抗生素，就会极大地影响免疫系统的健康。

皮肤症状

湿疹和其他慢性皮疹在孩子中是很常见的。湿疹迁延不愈困扰着很多家长，往往用了激素药膏也不能根除。如果出现了这些皮肤症状，就需要考虑牛奶过敏的因素。

行为反应

牛奶过敏的婴儿因为不舒服而又说不出来，往往会出现爱哭、睡不安稳、暴躁、多动等反应。牛奶过敏还会导致肠痉挛，这在半岁以内的婴儿之中比较高发。

如果家长发现孩子有以上一种或几种症状，在排除了生病的因素之后，就要考虑牛奶过敏的原因了。如果怀疑是牛奶过敏，不要盲目给孩子用药，防止药物的滥用损害免疫力。

如果是母乳期的婴儿对牛奶蛋白过敏，妈妈可以继续哺乳，但是要回避牛奶和牛奶制品，以改善婴儿的过敏症状。如果妈妈的这种做法不能缓解婴儿的牛奶过敏，那么就需要停止母乳，给婴儿喂氨基酸配方牛奶。如果是不到2岁又不能喂母乳的婴儿发生了牛奶蛋白过敏，就需要完全回避牛奶蛋白成分的食品，停用普通的配方奶粉，换氨基酸配方奶粉，以保证营养需求的满足。换用了一段时间的氨基酸配方奶粉之后，如果孩子的过敏症状逐渐消失了，就可以换成深度水解配方奶粉。深度水解配方奶粉是牛奶蛋白水解的产物，可以治疗牛奶蛋白过敏引起的症状。

②鸡蛋

鸡蛋过敏主要发生在婴幼儿时期，大多数鸡蛋过敏的人会随着长大而脱敏，成年人中鸡蛋过敏的人就很少了。也就是说，从6个月开始添加辅食到三四岁这个阶段，是鸡蛋过敏的高发时期。因此，开始添加辅食的孩子要重点关注鸡蛋过敏。

据调查研究显示，蛋白中含有的成分会与人类血清结合，可能引起过敏反应。因此，鸡蛋中主要引起过敏反应的是蛋白，而蛋黄大概率是安全的。既然蛋白是造成人体对鸡蛋过敏

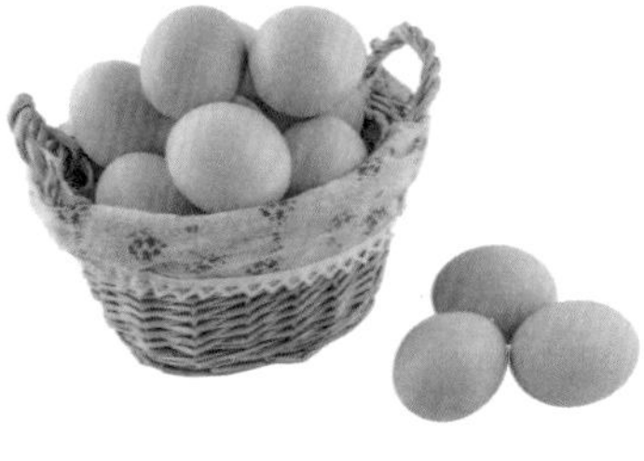

的主要成分，因此孩子在满8个月之后才可以添加煮熟的蛋黄（水煮的食物最容易消化和吸收），1岁之后再根据实际情况开始添加蛋白，并且每天不要超过1个，以减少蛋白引起的过敏。在日常食物中，鸡蛋的隐藏来源很多，比如面包、蛋糕等烘焙食品及蛋黄酱、沙拉酱、肉丸、奶油馅料、冰淇淋、牛轧糖、饼干、某些面条等。家长在购买食物的时候一定要注意查看配料表，注意规避含有鸡蛋的食物。

如果发现孩子吃了鸡蛋之后出现了呕吐、急性腹泻、湿疹等情况，就需要考虑是不是过敏了。家长可以带孩子去医院进行皮肤测试，检测孩子是不是对鸡蛋过敏。益生菌能够有效平衡免疫蛋白抗体，在一定程度上改善孩子的过敏情况。孩子出生6个月之后，可以从米粉、米糊、菜泥等开始添加辅食，但是过敏体质的孩子要尽量延长母乳喂养的时间。为防止出现鸡蛋过敏，蛋白最好1岁以后再考虑添加。

如果已经确定孩子确实是对鸡蛋过敏，就要马上停掉鸡蛋和一切与鸡蛋有关的食物，半年之后再慢慢重新添加。切不可因为着急，过十天半个月就给孩子试一次，这样的反而会使过敏更严重。鸡蛋中的营养很丰富，如果从鸡蛋过敏体质孩子的饮食中除去鸡蛋，可能会造成营养不均衡，因此家长在给孩子选择食物时，避免鸡蛋营养缺失的同时，也要找到可以替代的食品，适当为孩子补充营养。

鸡蛋中的营养素	可替代食物来源
蛋白质	牛奶、鱼、肉、坚果、大豆
硒	鱼、牛肉、鸡肉
维生素 B_2	牛奶、肉、深绿色蔬菜、杂粮
泛酸	牛奶、肉、鱼、杂粮
维生素 B_{12}	肉、鱼、牛奶
铁	肉、鱼、大豆、干果

③花生和树生坚果

花生和树生坚果看起来好像是一类，但是花生根本不属于树生坚果的范畴，而是豆科植物的一种。不过，花生与树生坚果的过敏信息（如反应的严重程度、诊断检测、排除食物来源等）几乎是完全相同的。

在所有的食物过敏中，花生过敏既是常见的，也是最容易引起严重反应的。花生造成严重的全身性反应的概率远比小麦和牛奶高。人体对花生出现的过敏反应有面部水肿、口腔溃疡、皮肤风团疹，严重的还有可能发生急性喉水肿，导致窒息，危及生命。与鸡蛋、牛奶引起过敏一样，食用花生之后所发生的过敏是由花生中所含有的特殊蛋白会诱发免疫系统产生异常反应，因此花生过敏的孩子不要食用花生或含有任何花生成分的食物。如果孩子对花生过敏，哺乳期的妈妈也要回避花生。有研究表明，如果只有孩子的爸爸对花生过敏，妈妈在孕期饮食中不需要刻意避开花生，妈妈在哺乳期的饮食中添加花生可以通过母乳让孩子避免过敏。

花生在油煎和蒸制之后，其中的过敏原与体内免疫球蛋白IgE的结合能力会降低，致敏的能力也随之有所降低；而经过烘焙处理后的花生，其淀粉糊化、蛋白质变性，引起过敏的能力比生的花生还要高。有资料显示，国外花生过敏的人群比国内多，主要原因是在国外，人们更喜欢将花生烘焙之后再食用。因此，在烹饪花生的时候尽量用油炸、蒸，尽量不用烘焙。含有花生成分的致敏食物有花生油、冰淇淋、花生酱、糖果、巧克力棒、酱汁、卤汁、谷类食品、能量棒等。据统计，确诊花生过敏的孩子大概有四分之一会在青年时期脱敏。由专业医生指导的口服脱敏治疗可能有效。但是，如果花生过敏是在成年期暴发的，那么基本上无法脱敏。

我们所说的树生坚果包括核桃、杏仁、腰果、栗子、夏威夷果、开心果、榛子。当然，也并不是说只要对其中的一种树生坚果过敏了，其他的树

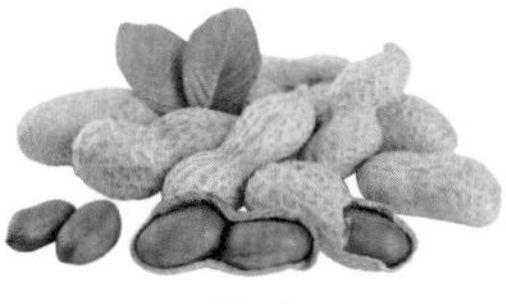

— 花生 —

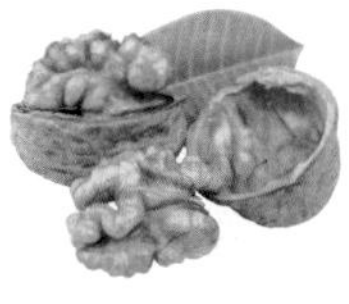

— 核桃 —

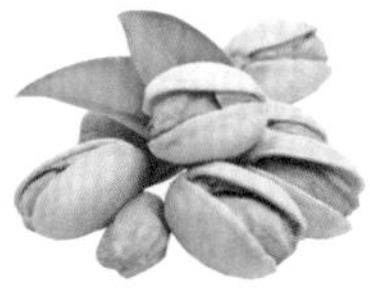

— 开心果 —

生坚果就都不能吃了，一般情况下，可以谨慎尝试。

④鱼和甲壳贝类

吃鱼过敏是先天性食物过敏的一种，因为鱼体内含有组胺，如果人体体内缺少可以分解鱼肉中组胺的酵素，一旦组胺被人体吸收，进入免疫系统，就会引发过敏现象。吃鱼过敏没有办法通过饮食来改善。相比之下，甲壳贝类引起的过敏更加常见，也更加严重，一旦对甲壳贝类食物过敏，往往难以自愈。

吃鱼和甲壳贝类过敏的孩子会出现下面的症状：脸部潮红、皮肤过敏、眼结膜充血、头痛、头晕、心悸、口渴、喉咙烧灼和嘴唇红肿等。还有的孩子会四肢麻木、全身无力、烦躁不安，更严重的还可能出现哮喘、呼吸困难、晕厥等症状。

容易引起过敏的鱼主要是青皮红肉的鱼类，如竹荚鱼、鲐鱼、金枪鱼、秋刀鱼、鲭鱼、沙丁鱼、青鲮鱼、金线鱼等海鱼或淡水鱼鲤鱼。这些鱼的活力比较强，皮下肌肉的血管比较发达，血红蛋白含量高，含有较高的组氨酸，经组氨酸脱羧酶的作用脱羧而形成组胺。容易引起过敏的甲壳贝类主要有螃蟹、虾、龙虾这些甲壳类食物和蛤、牡蛎、扇贝、贻贝等软体动物。

另外，鱼类在放置期间有个自溶的过程：释放组氨酸—脱羧—组胺。组胺积蓄得越多，越容易发生过敏反应。鱼肉中所含组胺还与鱼的新鲜度有关，鱼肉越不新鲜，形成的组胺越多，所以一定不能吃不新鲜或腐败了的鱼。

如果是有家庭过敏史，如有花粉过敏、哮喘或食物过敏等，建议孩子等到3 岁以后再吃鱼和甲壳贝类食物。

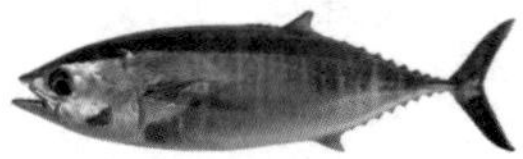

— 金枪鱼 —

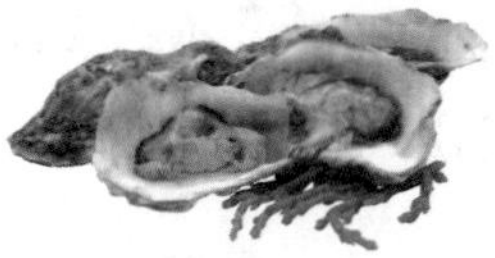

— 牡蛎 —

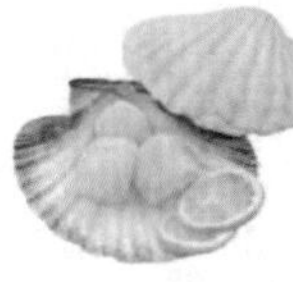

— 扇贝 —

⑤大豆

大豆通常被认为是健康食物，豆奶、豆浆、豆腐等豆制品是我们补充植物蛋白质的重要来源之一，豆油、酱油都使用了大豆，大豆是大多数加工食品的添加剂，也作为卵磷脂添加在许多保健品中。不过，对于大豆过敏来说，绝大多数过敏者的反应都是轻微的，以皮肤反应比较多，像花生过敏那样引起全身性严重过敏反应的情况非常少。

大多数对大豆过敏的孩子随着年龄的增长会慢慢不再过敏。对大豆过敏的人，请避免食用含有大豆的食品，比如豆腐、豆芽、腐竹、酱油、豆豉、毛豆、营养保健品等。食品的成分列表，需要避开含有“大豆、水解大豆蛋白、黄豆、大豆卵磷脂”的食品。注意还有一些大豆的隐性来源需要注意，比如人造黄油、蛋黄酱、巧克力、炸鸡块、香肠、坚果酱、花生酱、人造肉、植脂末、味噌等。

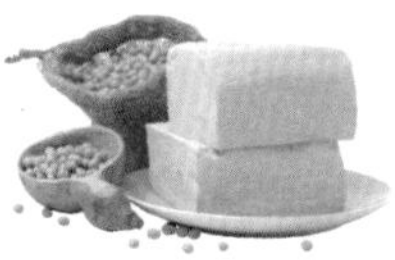

— 豆腐 —

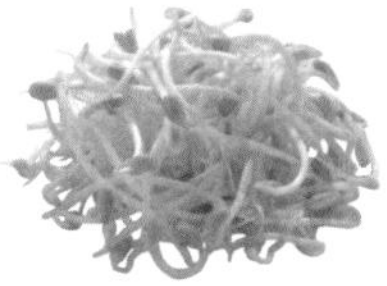

— 豆芽 —

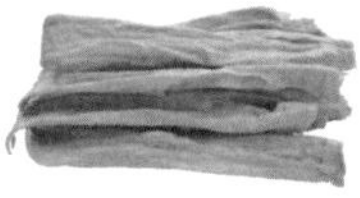

— 腐竹 —

为避免过敏反应，对大豆过敏的孩子要回避含有大豆的食物或饮料。大豆中的营养成分可以通过下面的食物来获取。

大豆中的营养素	可替代的食物来源
蛋白质	肉、鱼、鸡蛋、牛奶、花生、坚果
维生素 B_1	肝脏、肉、坚果
维生素 B_2	牛奶、深绿色叶菜、谷物
维生素 B_6	谷物、种子、肉类
钙	牛奶、奶酪
铁	肉、鱼、全麦食品
硒	牛肉、鸡肉、鱼、坚果

⑥小麦、麸质

小麦过敏指的是人体对于小麦蛋白所引起的IgE介导的过敏反应，引起典型的过敏症状，如腹泻、腹胀、便秘、皮肤红肿、瘙痒等情况。婴幼儿多以胃肠道症状为主，如呕吐、腹痛及腹泻，肠道症状会随着年龄的增长而逐渐减轻。也会有一些皮肤症状，如反复湿疹、荨麻疹、血管性水肿、皮肤瘙痒等。学龄儿童多以皮肤症状为主，可能还会伴有呼吸道症状，如流涕、鼻塞、咳嗽、喘息、胸闷及呼吸困难等。

麸质过敏指的是小麦中的麸质所引起的非IgE介导的免疫反应，主要累及皮肤，部分伴随呼吸道、消化道症状，严重时可危及生命。

小麦、麸质过敏的诊断与上面介绍的食物过敏类似，主要以食物回避-激发试验为主，辅以皮肤点刺和血液试验。对于已经确诊为小麦、麸质过敏的孩子来说，主要治疗措施就是要严格避免与小麦过敏原的接触，既要注意在饮食中回避小麦及其制品，也要避免吸入面粉。随着年龄的增长，多数孩子对小麦和麸质的过敏症状会逐渐减轻甚至消失。

我们都知道小麦和麸质的常见来源，如馒头、水饺、包子、饼、面包、饼干、蛋糕、面条等，这些都是显而易见的。还有一些小麦和麸质的隐藏来源需要多加注意，如糖果、巧克力、牛肉干、肉丸、沙拉酱、香肠、沙拉汁。

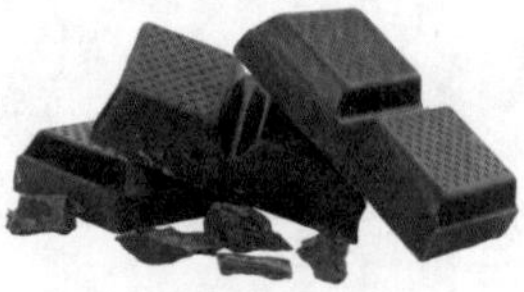

— 巧克力 —

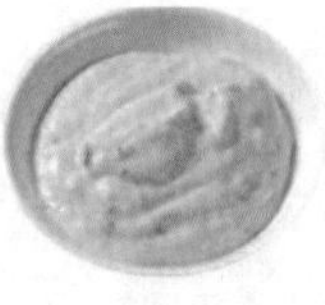

— 沙拉酱 —

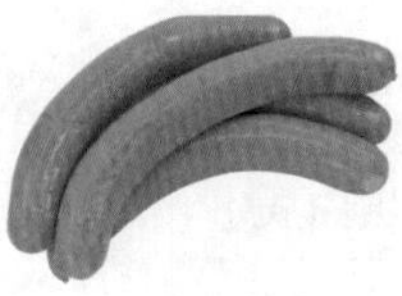

— 香肠 —

如果确实是小麦、麸质过敏，那么就需要在饮食中回避小麦及其制品。如果想要吃面食，可以用下面这些食物磨成粉制作成面食食用：荞麦、玉米、大米、高粱、大豆、木薯、小米、燕麦（需要标注为“无麸质”，防止在收割和加工的过程中掺杂麸质）、土豆、藜麦等。

积极预防食物过敏

对没有食物过敏的孩子家长来说，要积极预防；对已经发现有食物过敏的孩子家长来说，也可以通过下面的措施来积极改变现状。

①延长母乳的喂养时间

母乳喂养有助于预防过敏，母乳喂养的时间越长，预防效果越好。世界卫生组织建议母乳喂养到2岁。有研究表明，在母乳喂养期间（1岁之后）给孩子引入牛奶，可以大大降低牛奶和其他食物过敏的风险。这是因为母乳中的免疫成分有助于孩子的肠道耐受致敏食物。

②易过敏食物引入时间

对于一些容易引起过敏的食物，像前面我们讲过的那些，到底什么时候给孩子引入，才能最大可能地避免过敏的发生呢？

过敏食物种类	添加时间
乳制品	包括牛奶、奶酪和酸奶，建议在 12 个月的时候引入
小麦	建议在 9 个月的时候引入，但是要控制好，一定不能过量。不要觉得孩子喜欢吃就不限制地给。给孩子提供小麦食品的时候也要给一些谷物食品，如燕麦、玉米、大米制品
花生	一般认为，花生的适宜引入时间为 12 个月
树生坚果	建议在 9 个月的时候引入。不过需要注意的是，树生坚果在引入的时候，最好以坚果酱的形式，防止孩子被呛到
鱼和甲壳贝类	建议在 12 个月的时候引入
鸡蛋	建议在 9 个月的时候引入。如果担心引起过敏，可以先给孩子吃蛋黄，蛋白等 12 个月的时候再吃
大豆	建议在 9 个月的时候引入

③尽量避开儿童零食

随着生活水平的不断提高，越来越多的儿童零食摆到了超市的货架上，国产的、进口的、补钙的、磨牙的，让家长眼花缭乱， 恨不得把所有好吃的都买回家给孩子尝尝。但是，在孩子2岁之前，还是要尽量避开这些儿童零食。

就算这些儿童零食在标榜无添加、无防腐剂等，但是它们有可能会干扰孩子对天然食物的喜好。孩子需要多多接触天然的、新鲜的、少加工的食物，只有这样才能保护并且塑造他们的味蕾，养成健康的、清淡的口味，不仅对预防过敏有好处，而且对以后的身体健康也大有益处。

记录孩子的过敏食物清单

俗话说，好记性不如烂笔头。如果家里有过敏遗传基因，或者有食物过敏的孩子，那么为孩子准备一份过敏食物清单是非常有必要的。如果是家里有过敏遗传基因，但是孩子暂时还没有发现食物过敏的相关症状，那么家长需要列一份易过敏食物清单。这份清单上需要记录好家里其他人的过敏食物，以及一些容易引发过敏的食物，在为孩子准备食物的时候就需要参考这份清单。如果孩子已经对一些食物过敏了，那么这份清单就需要记录孩子是对哪些食物过敏，过敏反应是轻症还是重症，最后一次因为这种食物引起过敏反应是什么时候。另外，还需要记录另外一些容易引起过敏的食物，在给孩子添加的时候多加注意。总之，有准备、有目的的记录清单可以帮助家长规避过敏食物，有效预防以及减轻过敏。

食物过敏的孩子外出就餐的注意事项

外出就餐越来越普遍，尤其是周末或者节假日，一家人出去玩往往会就近选择一个合适的餐厅吃饭。对于不过敏的孩子来说，外出就餐没有那么多讲究，只要选择干净卫生、适合孩子口味的餐厅就可以了。而过敏体质孩子就不一样了，家中有过敏体质孩子的家长就要特别小心。带着过敏体质孩子外出就餐时需要注意什么呢?

①选择卫生、正规的中餐馆

一些卫生条件差、容易存在食品安全隐患的就餐地点，比如路边摊、烧烤摊、大排档、环境差的小饭馆等，并不适合带着孩子去，更不适合带着过敏体质的孩子去就餐。

另外，带过敏体质的孩子外出就餐时，要尽量选择中餐。西餐中常见的奶油、奶酪、蛋糕、西点等食品中，往往都含有牛奶、鸡蛋、小麦蛋白等容易引起过敏的原材料，吃了容易产生腹泻、腹胀或便秘等症状，有的还会出现皮肤红肿、瘙痒等情况。而中餐就相对好一些，食材也比较简单，炒青菜就是炒青菜，不会放别的东西，肉、鱼也都能一下看出来原材料是什么。

②提前告知服务员过敏原

在外面的餐馆就餐时，一定要提前告诉服务员孩子对什么食物过敏，请他标注在菜单上，这样才能避免致敏食材出现在菜肴里。遇到不熟悉的菜品，也要问清楚里面有什么食材，确保不会让孩子在不知不觉间吃了导致过敏的食物。

③选择蒸、煮、炖的菜肴

中餐种类丰富多样，烹饪方式也是多种多样的。在所有的这些烹饪方式中，对过敏的孩子最友好的是蒸、煮、炖。因为这些烹饪方式一般都会选择新鲜的食材，不需要煎、炸、熏、烤，也不需要在制作之前先用多种调料进行腌渍。要知道，调料里面经常会含有一些隐蔽的过敏原。选择以蒸、煮、炖方式烹饪的菜肴，不但有助于胃肠消化，还可以减少引发过敏复发的刺激因素。

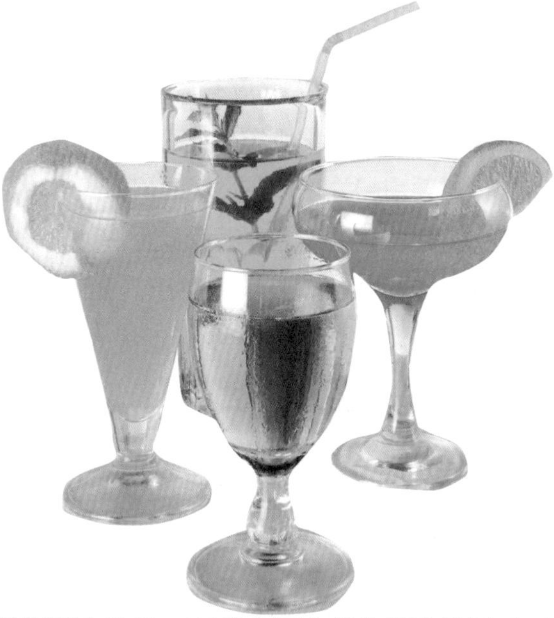

④不要给孩子喝饮料

外出就餐尽量给孩子喝白开水、矿泉水，谨慎选择售卖的果汁或饮料。碳酸类饮料会影响机体对钙的吸收利用，降低身体素质，诱发过敏；售卖的果汁可能含有各种易引起过敏反应的添加剂；豆浆、牛奶等蛋白饮品，可能会因含花生等致敏因子而诱发过敏。

药物过敏

药物过敏指的是药物通过口服、注射、吸入等方式进入人体，作为抗原或半抗原，刺激机体产生免疫反应，引起生理功能障碍或组织损伤。药物过敏与用药剂量无关。

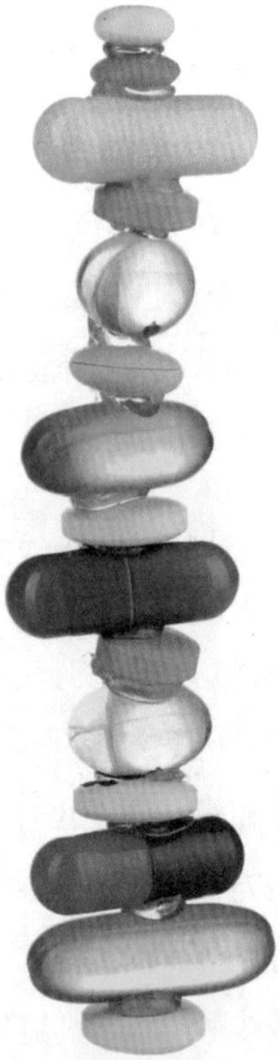

药物过敏的原因和症状

药物过敏的原因非常复杂，也多种多样。某些药物如抗菌药物、碘、阿司匹林等低分子量化学物质，具有半抗原性质，能与机体内的一些蛋白结合成全抗原，许多生物制品则是完全抗原，这些都可能会刺激机体，从而引起免疫反应。

另外，患有哮喘、过敏性鼻炎、麻疹的人更容易发生药物过敏，对一些食物或化学物质过敏的人也容易发生药物过敏。遗传背景、药物代谢的个体差异也是引起药物过敏的原因。

药物过敏的症状反应有轻有重，轻则表现为皮疹、哮喘、发热，重则发生休克，甚至还有可能导致死亡，需要引起关注。在发病之初，药物过敏表现为疼痛性的局部红斑，接着很快蔓延，在红斑上发生松弛性大疱或表皮剥脱。患者在24 ~ 72 小时内可发生广泛糜烂，包括所有黏膜。此时患者病情极为严重，可能会因为液体、电解质失衡和多脏器合并症而导致死亡。

常见易过敏药物

容易引起过敏的药物主要有四类，分别是抗生素（如青霉素、阿莫西林、头孢克洛）、解热镇痛药（如阿司匹林）、镇静催眠药及抗癫痫药（如卡马西平）、中草药（如双黄连注射液、清开灵注射液）。另外，异种血清制剂及疫苗、各种生物制剂、抗痛风药物、抗甲状腺功能药物等也可能会引起药物过敏反应。

药物过敏的预防和治疗

孩子药物过敏的预防主要有以下几点

- 用药前应该咨询专业医生，做到科学用药、合理用药、安全用药，不滥用药物。
- 就诊时主动告知药物过敏史和曾经引起过敏反应的药物。
- 严格遵守药物皮试规定，配合医生做好观察。
- 用药前咨询专业医生，避免药物的交叉过敏，例如对青霉素过敏的患者应慎用头孢类药物。
- 注意药物过敏的早期症状，用药期间如果突然出现不明原因的瘙痒、发热、红斑等现象，应立即停用药物并且第一时间寻求医生的帮助。
- 对于症状轻微的药物过敏，要立即停用致敏药物，在医生的指导下服用抗组胺药，补充维生素 C 和钙剂。局部皮肤如果出现红斑、丘疹，可以外搽炉甘石洗剂或糖皮质激素霜剂；如果皮肤以糜烂渗出为主，可以间歇湿敷，外用氧化锌油。如果是症状比较严重的药物过敏，要立即就医，谨遵医嘱。

接触性过敏

接触性过敏指的是皮肤或黏膜接触外来物质所引起的急性或者慢性的过敏反应。除了常见的接触洗发水、杀虫剂、清洁剂等物质引发过敏反应之外，还包括空气中的化学悬浮物如香水、化学粉尘等接触皮肤、黏膜，以及被蚊虫咬伤之后所引起的过敏。

一般接触性过敏的预防

一般接触性过敏，主要指的是在日常生活中接触了致敏物，引发的皮肤急性或慢性的过敏反应，如瘙痒、红斑、皮炎等。一般接触性过敏的致敏物本身并没有刺激性或者毒性，绝大多数人接触了之后也并不会有任何反应，只有很少一部分人在接触后经过一定时间的潜伏期，在接触部位的皮肤、黏膜等处形成过敏反应。这种接触性过敏反应的最大特点是具有一定的潜伏期，在第一次接触的时候并不发生反应，而是再次接触的时候才会发病。这种过敏反应非常容易反复发作。

一般接触性过敏反应接触物	可能来源
重铬酸盐、硫酸镍	服装、珠宝、皮革
二氧化汞	工业污染物、杀菌剂
巯基苯丙噻唑	橡胶制品
对苯二胺	颜料、染发剂、皮革、皮毛
松脂精	颜料稀释剂、溶剂
甲醛	面巾纸
俾斯麦棕	颜料、皮革、纺织品
秘鲁香脂	洗发水、化妆品
环树脂	指甲油
碱性菊棕	颜料、皮革
丙烯单体	合成树脂、义齿
六氯酚	肥皂

对于一般接触性过敏来说，首先要积极寻找过敏原，分清到底是对哪种物质过敏。找到之后，一方面要根据情况在医生的指导下使用抗组胺药物或者糖皮质激素，另一方面要在日常生活中尽量避免再次接触过敏原，以免复发。

虫咬过敏的预防和治疗

虫咬过敏是由于虫子在叮咬皮肤的过程中把毒液注入到了皮肤里面。这种毒液里面有刺激皮肤的酶和蛋白质，以及触发局部过敏反应的组胺。对于一般人来说，这是无害的，但是对于过敏体质的人来说，会对毒液产生特异性IgE抗体，就会暴发过敏反应。

一般来说，被虫子咬了都会有一些肿胀、疼痛的反应，这不一定都是过敏。只有出现下面的症状时，才怀疑是虫咬过敏。

肿胀

过敏者被虫咬之后会发生明显的肿胀。如果是手上的皮肤被咬了，可能整个手都会肿起来并且紧绷；如果是脚被咬了，可能整个脚甚至脚踝都会肿起来并且紧绷。过敏性肿胀一般会在被咬后24~48 小时达到峰值，随后在接下来的一周慢慢消退。

发红

肿胀的部位的皮肤会出现暗红色，当肿胀扩大、皮肤收紧，发红的地方还可能会变白。

全身性过敏反应。如果被虫咬以后出现了呼吸、胃肠道、心血管方面的症状都被视为全身性过敏反应，应该立即就医。不过，孩子发生虫咬全身性过敏反应的概率是非常低的。

对于非全身性过敏反应，皮肤肿胀和发红可以在被咬的6小时之内冷敷20分钟，然后休息20分钟，交替进行。虫咬皮炎症状轻微的，可以局部外用糖皮质激素霜，内服抗组胺药物，如非处方的抗组胺药物和氢化可的松乳膏可以缓解不适。如果肿胀非常严重，或者发生了全身性的过敏反应，那么就需要及时就医，在医生的指导下用药。

预防虫咬过敏最好的方法就是尽量远离虫子，尽量减少或避免与蚊虫接触的机会。家长可以从以下几个方面做起：

尽量避开虫子

植物多的地方，比如公园里、花园里和草地中，通常蚊虫也会比较多，尤其是夏季的夜晚，蚊虫都比较活跃，要让孩子尽量避开虫子多的地方。看到蜂窝也要马上远离，更不要去故意招惹蜜蜂。

适宜的穿着

在室外最好穿着宽松的长衣长裤，并在孩子外衣外裤上喷洒一点驱蚊液、花露水等。如果用驱蚊液，要看清楚能不能给孩子用，同时叮嘱孩子不要让手碰到驱蚊液，也不要把手放在嘴里或揉眼睛。

让孩子摄取适量B族维生素

B族维生素经人体消化后，会在人体表皮产生一种蚊虫害怕的气味，从而预防蚊虫叮咬，而且这种气味人是闻不到的。因此，过敏体质的孩子平时可以多吃一些富含B族维生素的食物，如谷物、动物肝脏等。

经常清洗、晾晒家居用品

地毯、席子、被子、床褥等容易藏虫子的家居用品应定期清理。特别是凉席，一定要用开水烫洗并曝晒后再使用。

减少家里的植物

蚊虫爱植物和积水，也偏爱甜腻的味道，却讨厌花露水、精油、橘子皮、丁香、薄荷等气味，家长可以利用这些来驱散蚊虫。比如，在孩子的房间里悬挂装有干柠檬或干橘子皮的透气袋，在孩子的洗澡水中加入少量精油，或者在院子里摆放少许薄荷盆栽。其他植物要尽量减少一些，尤其是颜色鲜艳、有香味的花，容易招来蜜蜂。更不能有积水，以免生蚊虫。如果有蜜蜂落在身上，要尽量保持镇定，不要慌，更不要随便用手去驱赶它。多数昆虫咬人、蜇人仅仅是因为受到了攻击，在安全的时候很少会主动攻击人。可以用戴着手套的手或者其他工具又轻又快地把蜜蜂从身上扫掉。

吸入性过敏

什么是吸入性过敏？

吸入性过敏原，是指在空气中漂浮，随着呼吸进入人体的过敏原，可能会引起过敏性哮喘以及过敏性鼻炎等。常见的吸入性过敏原有尘螨、霉菌、花粉、动物皮毛、棉絮等。近年来还新出现了一种过敏原——雾霾，主要由空气中的灰尘、硫酸硝酸等颗粒物组成。

吸入性过敏物有哪些

①尘螨

尘螨就在我们生活的环境里，包括床垫、枕头、沙发、地毯、窗帘、躺椅、书架等容易聚集灰尘的地方。让人过敏的不仅仅是螨虫，螨虫的粪便中也存在致敏的螨蛋白。在家中，尘螨是最容易导致过敏的因素之一。有数据显示，过敏体质的人有 60% 以上对尘螨过敏。屋尘螨和粉尘螨是两种最容易引起过敏的尘螨。

过敏体质的人吸入尘螨后，就会激活机体的免疫系统，产生比正常人多的特异性 IgE抗体，使机体过敏。一段时间后再次吸入此类抗原，过敏原就会与抗体结合，导致多种过敏性疾病。对尘螨过敏的孩子，最容易引发呼吸道的症状，包括咳嗽、鼻塞、眼睛不舒服，也容易引发皮肤不适，如荨麻疹。

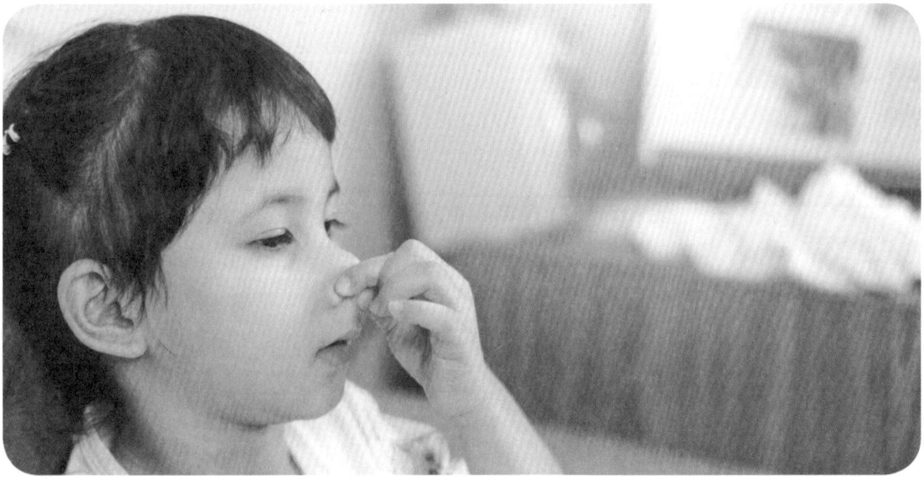

尘螨是诱发过敏性哮喘、过敏性鼻炎、湿疹、过敏性结膜炎等过敏性疾病的重要过敏原。尘螨的出现与不卫生或不干净无关，因为即使在定期认真吸尘的地毯上，每平方米也可数出上千至上万只尘螨。这些尘螨在空气湿润温和之时，又能找到人体皮屑作为食粮，就会迅速繁衍。因此，要预防尘螨过敏，就要从下面几个方面入手：

不用地毯	地毯非常容易藏污纳垢，尤其是灰尘，很容易聚集到地毯上，又不容易打扫干净。家里尽量不用地毯，如果实在需要，也不用长绒地毯，只用短绒地毯，这样可以减少灰尘和螨虫的堆积
打造无尘环境	保持室内空气流通，经常开窗通风、通气。 利用湿度计和除湿器尽可能降低室内的湿度，因为干燥的环境不利于尘螨的繁殖。室内湿度最好保持在 25% ~ 40%。 衣柜里不常用的衣物，建议用真空袋收纳起来。 长时间不用的被子，一定要先洗、晒，再用。 定期清洗空调过滤网，去除吸附的螨虫、真菌及其他过敏原。 房间窗帘也要定期清洗或改装，以防尘螨吸附。 可以安装室内空气净化器，有助于减轻尘螨过敏现象。 经常擦拭室内物品的表面，可以很大程度地减少尘螨数量。 使用吸尘器等清扫工具，更为彻底地清扫屋子，减少室内尘螨。不过需要注意的是，使用吸尘器的时候会把尘螨带到空气中，所以吸尘后半小时要保证尘螨过敏的孩子不待在房间中
注意床品卫生	孩子的贴身衣物和枕头、被子等寝具最好选择柔软的全棉制品，尽量不要给易过敏的孩子穿羊毛类的衣服。 定期洗晒床单、被套、玩具，以及地毯、窗帘等物品，以减少粉尘，避免螨虫的滋生。 使用防螨虫的床上用品，并经常更换、清洗、晾晒

②霉菌

霉菌总是出现在湿度大的地方。如果孩子在梅雨季节特别容易过敏，就要考虑是霉菌的原因。如果对霉菌过敏不在意，持续性的接触霉菌有可能导致慢性哮喘和周期性哮喘的发作。

霉菌名称	在哪里	特点
交链孢霉	腐烂的植物	风大的时候，孢子随风飘，在风中散播
枝孢菌	室内和室外	繁殖能力很强，到处都有
曲霉菌	室内湿度大的地方，尤其是地毯、水泥板中	喜欢炎热、潮湿的环境，对肺部和免疫系统健康的人无害，只在慢性肺病患者和免疫力缺陷的人身上起反应
青霉菌	室内，变质食物、墙壁、天花板建材	多见于变质的面包、奶酪、水果
毛霉菌	室内，变质食物	多见于变质的面包和含糖食品
根霉菌	室内，变质食物	多见于变质的面包和含糖食品
葡萄状穗菌	室内，潮湿的建材	当室内渗水会产生，多引起轻微反应

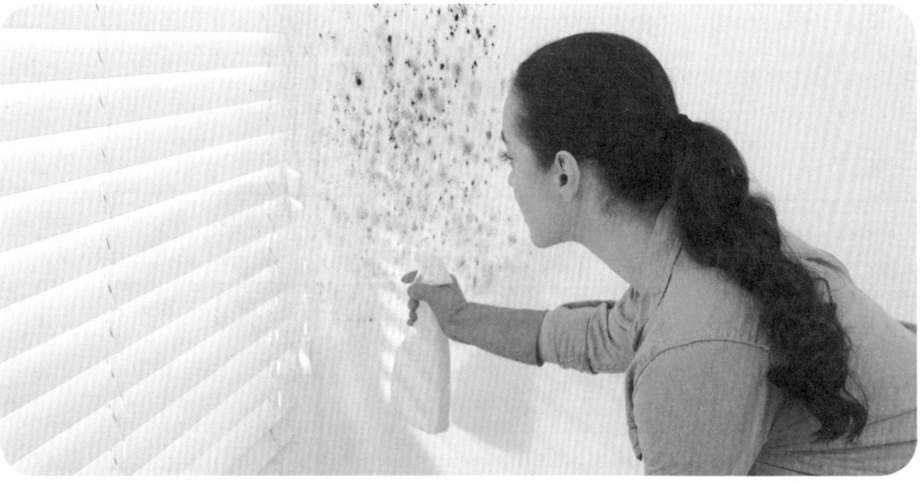

要防范霉菌过敏，就从以下几方面入手

- 家里有对霉菌过敏的孩子，不要使用加湿器，尽量避开霉菌易滋生的地方，如地下室、阴暗处、树叶堆及草木繁茂的地方。
- 洗澡后，卫生间里水汽凝结，湿度很大，极易滋生霉菌，需要开窗通风，降低空气湿度，去除湿气。
- 使用能杀灭霉菌的消毒剂。
- 定期打扫霉菌容易生长的地方，如浴室、水槽下、窗台、垃圾桶、冰箱底部、地下室、壁纸等。
- 使用湿度计和除湿机，家里湿度保持在 25%~40%。
- 如果发现有发霉的味道，可以用杀霉菌喷剂来喷洒空调通风口。
- 使用空气净化器可以消灭室内的霉菌孢子。
- 壁橱和浴室的夜灯对于减少霉菌有好处。
- 一旦发现室内有被水浸湿而破损的墙体、天花板、壁纸、地毯，需要马上维修更换。
- 及时清理院子里的潮湿的有机物残留。
- 院子的排水保持畅通。
- 少待在果树和刚收获的谷物周围。
- 远离潮湿的落叶。

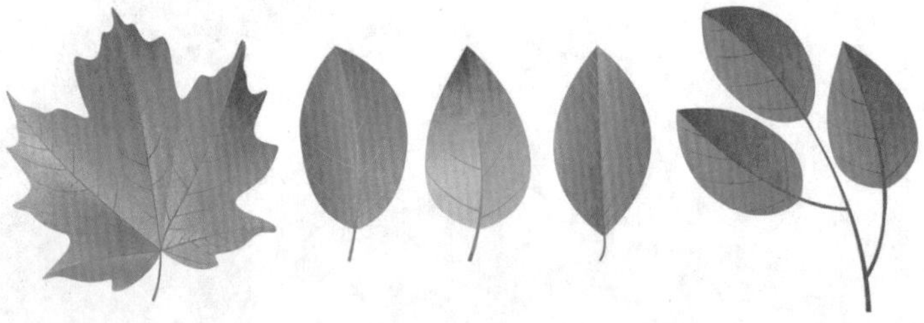

③花粉

花粉是引起过敏的常见因素。花粉过敏原包括树木花粉、花草花粉、柳絮、草籽等。花粉、柳絮以及草籽这些漂浮在空气里，随着风四处流动的过敏原，在传播的范围上是非常广泛的，几乎无处不在。

花粉中含有的油质和多糖物质被人吸入后，会被鼻腔的分泌物分解，随后释放出十多种抗体，如果这些抗体和入侵的花粉相遇，并大量积蓄，就会引起皮肤过敏。花粉过敏会引发过敏性鼻炎以及过敏性哮喘。

对花粉过敏就要尽量避免和花粉的接触。首先要做到在花粉传播季节少出门。一般花粉都是季节性的，只有很少的花粉四季都有。如果能检测出来到底是对哪种花粉过敏，就可以上网查询这种花粉的高发季节，在此高发季节少出门，出门也做好防护。

可以使用空气净化器。在室内安装空气净化器可以有效清除室内的花粉。如果只对花粉过敏，那么只需要在花粉高发期使用空气净化器。如果同时还对粉尘过敏，可以经常使用空气净化器。另外，在花粉高发期要注意关好窗户，坐车的时候也要关好车窗。

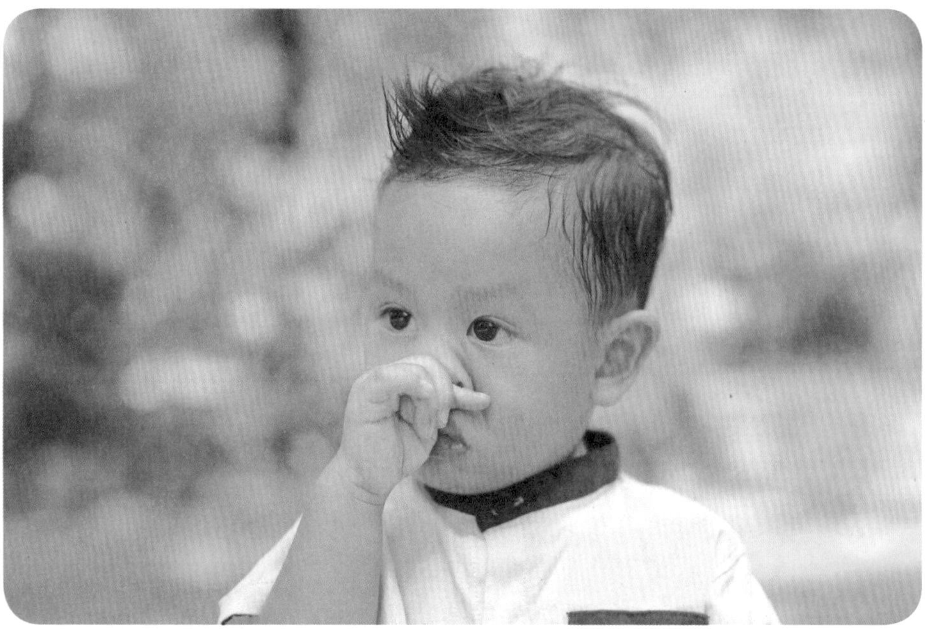

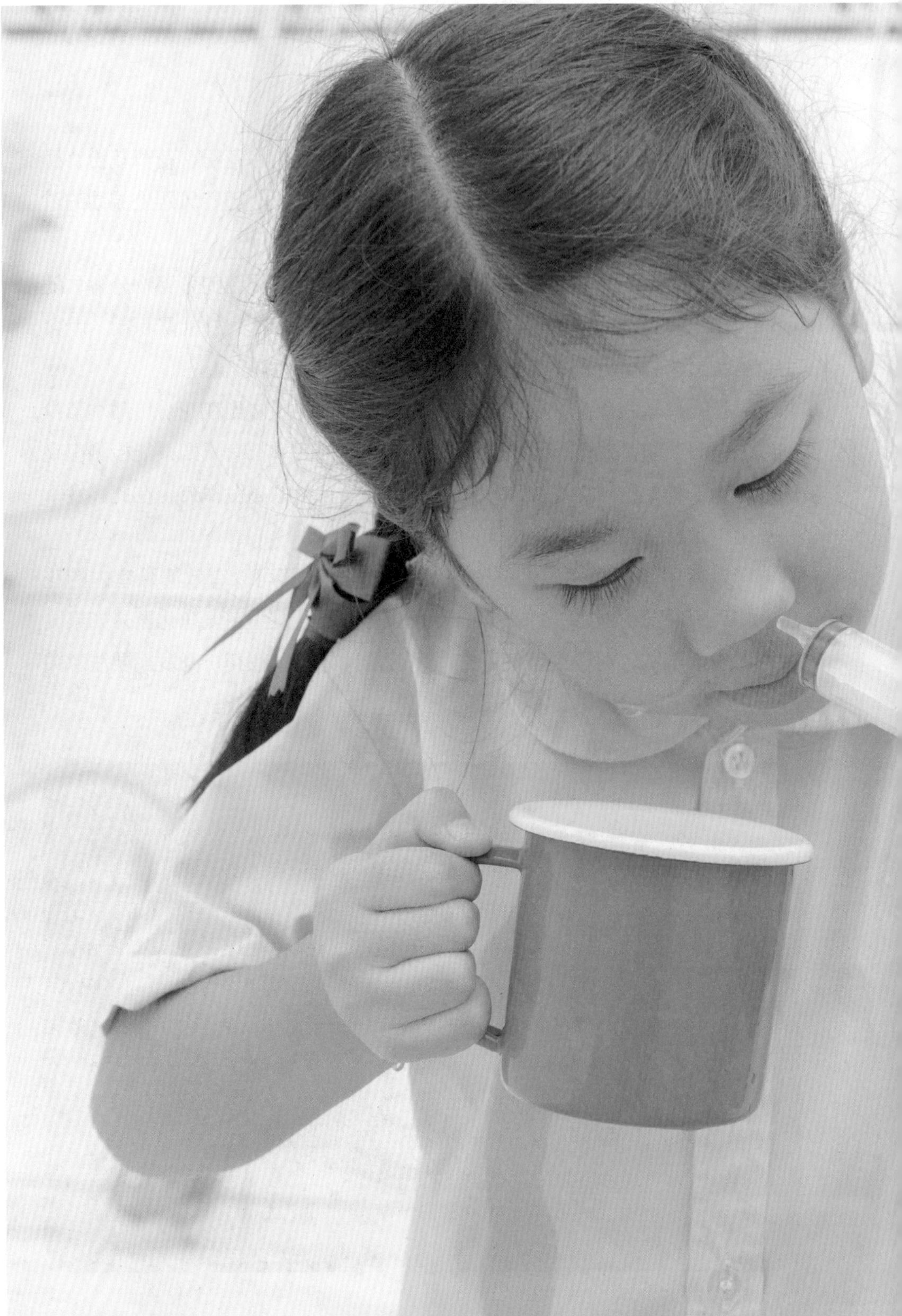

第二章
西医治疗小儿过敏性鼻炎

西医治疗儿童过敏性鼻炎，以避免接触过敏原、使用药物和脱敏治疗为主。患者首先需要避免接触过敏原，防止过敏出现反复或者加重。可在医生的指导下口服抗组胺类药物、冲洗鼻腔、局部使用糖皮质激素，或服用白三烯类药物，或做过敏原检测，做脱敏治疗。通过治疗，可以明显改善症状。

抗过敏药物治疗

过敏性鼻炎有多种药物可供选择，世界卫生组织组织（WHO）专家编写的《过敏性鼻炎对哮喘的影响》建议使用“阶梯治疗方案”，即根据病情的严重程度选用药物。该方案的原则大致如下：

轻度间歇性鼻炎

H1受体拮抗剂（口服或鼻内）和（或）减充血剂。

轻度持续性鼻炎

H1受体拮抗剂（口服或鼻内）或鼻内低剂量糖皮质激素（每日1次）；免疫治疗。

中－重度间歇性鼻炎

鼻内给予糖皮质激素（每日2次）；治疗1周后复查，如需要可加用H1抗组胺药和（或）短期内口服糖皮质激素（如强的松等）；局部用色甘酸。

中－重度持续性鼻炎

鼻内给予糖皮质激素（每日2次），口服H1受体拮抗剂；或在治疗开始短期内口服糖皮质激素；免疫治疗。

除上述共性原则外，目前越来越提倡过敏性鼻炎患者的“个性化治疗方案”，是指根据患者症状、全身情况和药物功效制定更加合理的治疗方案。

抗组胺药物

抗组胺药物是治疗过敏性鼻炎的一线用药，对治疗鼻痒、打喷嚏和鼻分泌物增多的疗效较好，但对缓解鼻塞的作用较弱。

第一代抗组胺药	如扑尔敏、赛庚啶、溴苯那敏等，价格便宜，但是由于具有明显的安眠作用，所以从事高空作业、驾驶、机械操作、精密设备使用及其他需要保持警觉状态的工作者、脑力劳动者应该慎用，甚至不选用
第二代抗组胺药	如西替利嗪、依巴斯汀、氯雷他定等，为临床最广泛使用的抗组胺药，其对中枢神经几乎无抑制作用，故很少出现镇静、嗜睡等不良反应，且其药效持久，大多数药物只需每日服用1次即可。由于此类药物中的特非拉丁及阿司咪唑具有一定的心脏毒性，应谨慎选用。另外，此类抗组胺药如与酮康唑、伊曲康唑等抗真菌药及红霉素、螺旋霉素等大环内酯类抗生素同时使用，有引起药物蓄积、增加心脏毒性的危险，故应注意避免
第三代抗组胺药	如地氯雷他定、左旋西替利嗪及卢帕他定等，药物安全性更好，药物不良反应更少
局部用抗组胺药	如盐酸左卡巴斯汀（又名立复汀），盐酸氮卓斯汀（又名爱赛平），对鼻痒、打喷嚏、流涕和鼻塞、眼痒等症状起效迅速，还可避免或减少全身不良反应

减充血剂（血管收缩剂）

常用的滴鼻剂为1%麻黄素（儿童为0.5%）及鼻喷雾剂羟甲唑啉，可迅速缓解鼻塞症状。口服减充血剂如伪麻黄碱，起效时间较外用减充血剂慢。由于使用此类药物可引起药物性鼻炎，因此药物疗程应限制在1周之内。

抗胆碱药

如0.03%溴化异丙托品鼻喷雾剂，可以明显减少鼻水样分泌物，但对打喷嚏和鼻塞无效。

肥大细胞稳定剂

鼻内用药如色甘酸钠（又名咽泰），其剂型为2%滴鼻剂及喷鼻剂，该药不良反应很少，但起效时间多在1周以后，故属预防用药。口服的尼多可罗，临床研究提示其效果明显强于色甘酸钠。

抗白三烯药物（白三烯受体拮抗剂）

白三烯亦是过敏反应的重要炎性介质，其受体拮抗剂为治疗过敏性鼻炎的重要药物，如扎鲁司特（又名安可爽）、孟鲁司特（又名顺尔宁），此类药物对过敏性鼻炎、哮喘及眼部症状均有一定的疗效。

特异性免疫疗法

特异性免疫治疗可能改变变应性疾病的自然病程，在临床上应用已有很长时间。特异性免疫治疗是以递增剂量的方式给予过敏性鼻炎患者变应原提取物，以减轻以后暴露于致敏变应原时产生的症状，并可减少发生新的致敏情况，减轻发展为哮喘的概率。目前特异性免疫治疗有3种给药方式，分别为舌下、皮下及鼻内给药途径。其中皮下免疫治疗应用较广泛，可以用于成人和儿童螨虫及花粉变态反应的治疗，一般需3年或更长时间，其治疗停止后数年仍有疗效，但免疫治疗过程有可能引起全身不良反应，甚至危及生命。舌下免疫治疗对螨虫及成人花粉变态反应的有一定疗效，而鼻内免疫治疗可用于花粉变态反应的患者。持续性鼻炎和（或）伴有哮喘的患者，可考虑选用特异性免疫疗法，注意避免在哮喘急性发作时进行治疗。

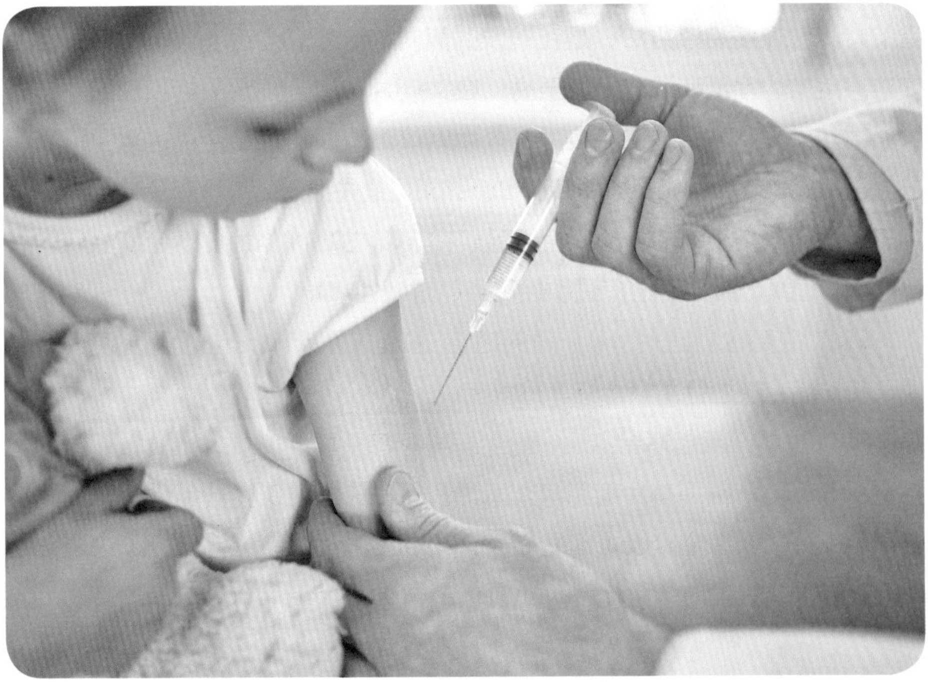

皮下给药

皮下免疫治疗是指用过敏原提取物进行皮下注射。注射从小剂量开始，逐渐增加注射剂量，直到一个最佳维持剂量，使患者的免疫系统逐步“耐受”过敏原。疗程初期3～4个月，为每周注射；以后每1～2个月进行一次注射，整个治疗过程一般为3～5年。

皮下免疫治疗能有效减轻过敏症状。接受皮下脱敏治疗的患者，在短期内已有明显症状改善，而且在治疗期间3年疗效持续，过敏症状减少达70%。

它还能有效减少对症用药，一般患者脱敏治疗第一年，已经减少近八成的对症用药量。随着治疗的深化，对症用药量更减少超过九成。文献显示，哮喘患者持续减少吸入激素治疗用药及哮喘急救用药，可大大减少对药物的依赖性，有效改善生活质量。

舌下给药

舌下特异性免疫治疗（SLIT）是一种经口腔黏膜给药并逐渐达到免疫耐受的特异性免疫治疗方法，是在一段时间内，给病人“舌下含服”特异性的变应原疫苗，剂量和浓度由低至高，在3～5周内达到预定的饱和剂量并维持一段时间，以刺激患者的免疫系统产生对该致敏原的耐受性，达到免疫治疗的效果。1986年Scadding G K、 Brostoff J最先报道舌下含服免疫治疗成功用于过敏性鼻炎治疗的随机双盲试验研究，现在SLIT作为皮下免疫治疗的替代疗法，已广泛应用于治疗过敏性鼻炎、过敏性哮喘。

SLIT主要适应证为IgE介导的I型变态反应性疾病，包括鼻结膜炎、哮喘、花粉症、膜翅目昆虫毒液等过敏症。

SLIT主要产品包括屋尘螨、粉尘螨、花粉（草、墙草、橄榄、豚草）及猫皮屑等疫苗，剂型有片剂和滴剂两种。但目前国内仅有粉尘螨滴剂一种。常规治疗分剂量递增阶段（剂量在4～6周逐渐升高）和维持阶段（达最大剂量后维持），其蛋白含量分别为1mg/ml、10mg/ml、100mg/ml、333mg/

ml、1000mg/ml。每日递增剂量，每周依次递增浓度。333mg/ml为儿童维持剂量，1000mg/ml为成人维持剂量。

SLIT对鼻炎和哮喘的临床疗效多数产生于治疗的第1～3年，小部分在1年内起效。其疗效与治疗时间和变应原剂量有明显的依赖关系。

口腔黏膜包含的前炎细胞有限，因此SLIT具有很好的安全性。SLIT在儿童和成人都有很好的耐受性，在人类进行了50亿剂量的治疗后没有过敏性休克发生。SLIT的有效性与剂量相关联，但高剂量给药不会明显增加全身和局部不良反应的发生频率。

鼻内给药

鼻内给药具有许多优点，高浓度药物可直接作用于鼻部，避免或减少了全身不良反应。但对于过敏性鼻炎伴有其他过敏性疾病的患者，药物需要作用不同靶器官，鼻内给药不是最佳选择，推荐靶向药物治疗。

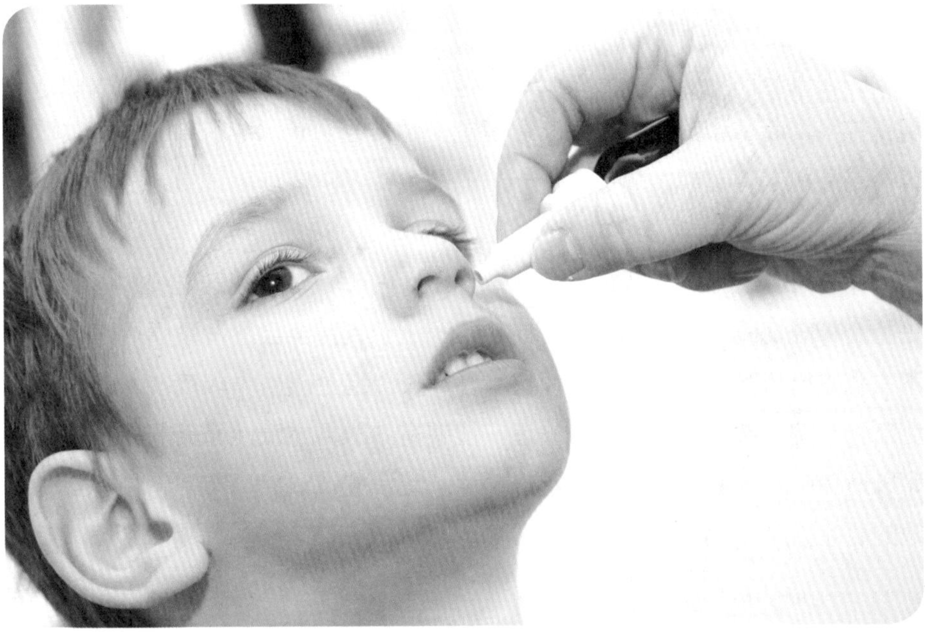

外科手术

一般来说，不建议用外科手术作为治疗儿童过敏性鼻炎的首选方式。除非过敏性鼻炎的儿童出现明显的鼻功能障碍，才需要进行手术治疗。比如腺样体肥大、扁桃体反复感染，或者出现睡眠呼吸暂停综合征，影响正常的呼吸通畅等。

对内科治疗效果不佳的患者可考虑进行鼻甲黏膜激光照射、射频以及化学烧灼（三氯醋酸、硝酸银）及翼管神经切断术，对增生肥大的下鼻甲做部分切除及行鼻中隔偏曲矫正术，可改善鼻通气情况。

神经切断术

因为过敏性鼻炎发作时鼻腔内副交感神经的兴奋性增高，所以人们认为翼管神经切断术和筛前神经切断术等副交感神经切断术能有效地缓解过敏性鼻炎的症状。随着鼻内窥镜微创手术的普及，经研究证明，单纯阻断翼管神经或筛前神经均不能收到满意的效果，复发率达63%。

针对过敏性鼻炎进行神经切断术，短期内部分患者的确能缓解症状，但是整个神经切断后会导致眼干等症状，个别患者甚至会继发角膜损害，所以不主张进行翼管神经切断术治疗过敏性鼻炎。但是随着鼻内镜技术的进步，切断神经的大部分鼻腔分支确被证实能够有效改善过敏性鼻炎的症状，而且可以避免眼干无泪的并发症，让难治性、复发性过敏性鼻炎的患者得到了有效的治疗和症状缓解。

鼻内镜下手术

若合并有鼻中隔偏曲者，应该手术矫正，可以减轻症状和减少并发症的发生。伴有鼻中隔偏曲的过敏性鼻炎患者可实施鼻内镜下手术治疗：患者局部麻醉后，在黏膜和鼻腔皮肤交界处纵行切开患者骨黏膜，直达患者鼻中隔软骨组织，采用软骨刀切除患者偏曲的鼻中隔，同时也切除偏向一侧的筛骨垂直直板，将患者骨黏膜复位至患者鼻中隔后结束该项手术，并定期对患者实施鼻腔清理。

鼻内镜下手术治疗能矫正患者的鼻中隔偏曲，恢复患者鼻腔正常通气引流，能显著缓解患者过敏性鼻炎症状，促进伴有鼻中隔偏曲的过敏性鼻炎患者较快康复。其与常规治疗相比具有十分显著的优势，能促进患者较快恢复健康，延缓病情恶化，现如今该种手术治疗方式在临床中被广泛应用。患者要定期到医院维护鼻腔，可以大大减少复发的概率。

但是选择手术治疗时一定要注意手术治疗的适合情况，若有手术禁忌证时，切忌手术。

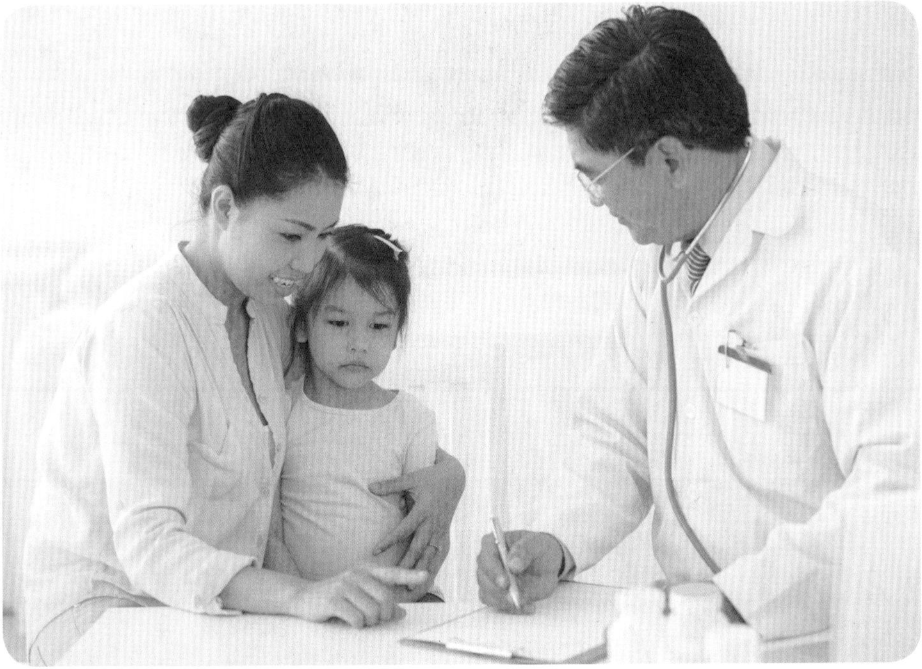

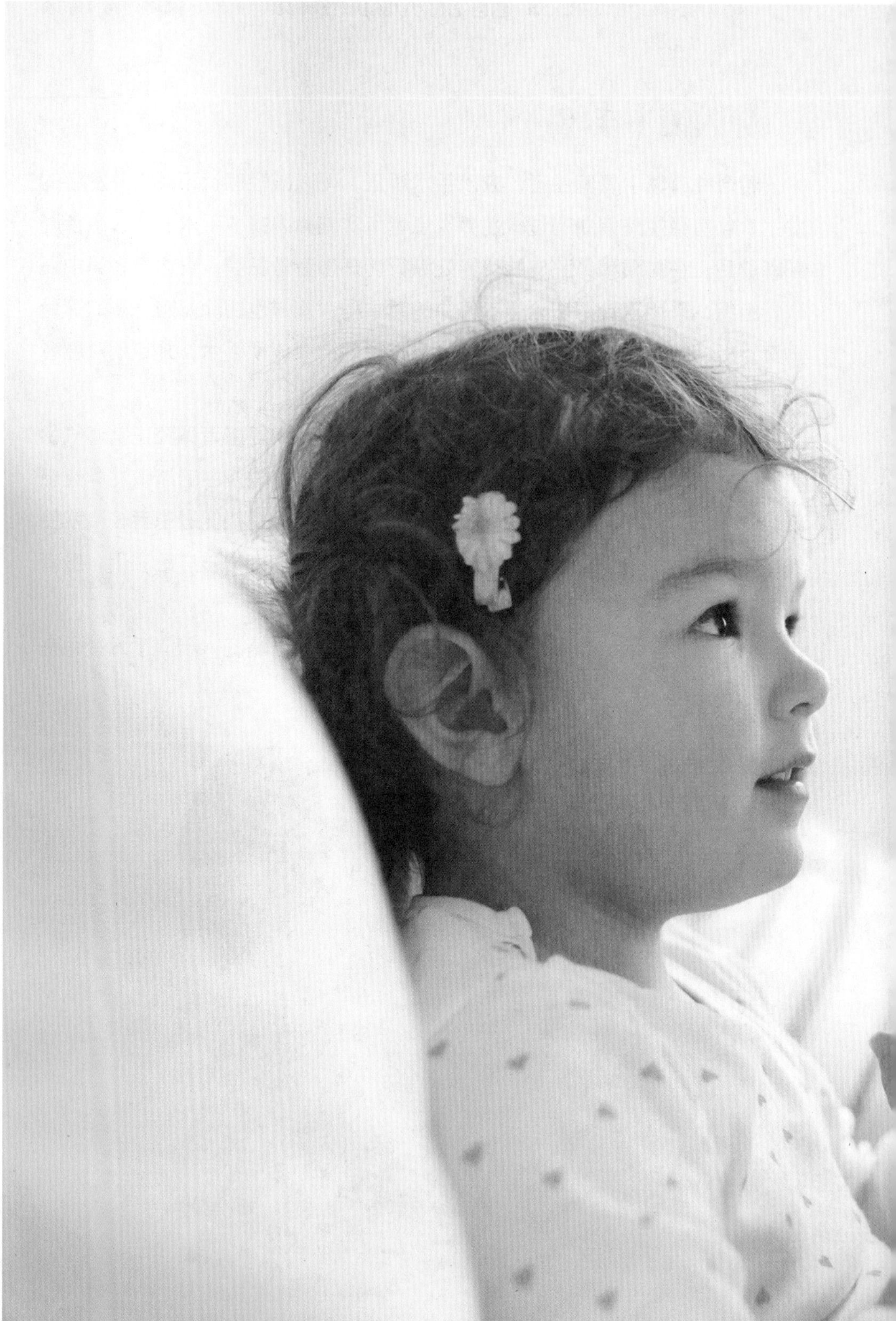

第三章

辨清体质，有效防治小儿过敏性鼻炎

体质是过敏性鼻炎发生的内在条件，决定了人体对外界刺激的反应性不同，会影响过敏性鼻炎的发病、辨证、治疗、预后等多个方面。过敏性体质（即特禀质）是体质类型的一种，是多种过敏疾病发生的首要因素。另外，气虚质、阳虚质也是过敏性鼻炎患者最常见的体质类型。有些患者表现为单一体质（气虚质或阳虚质或特禀质），有些患者则表现为混合体质（如气虚质、阳虚质均有）。

小儿过敏性鼻炎常见的中医体质类型特点

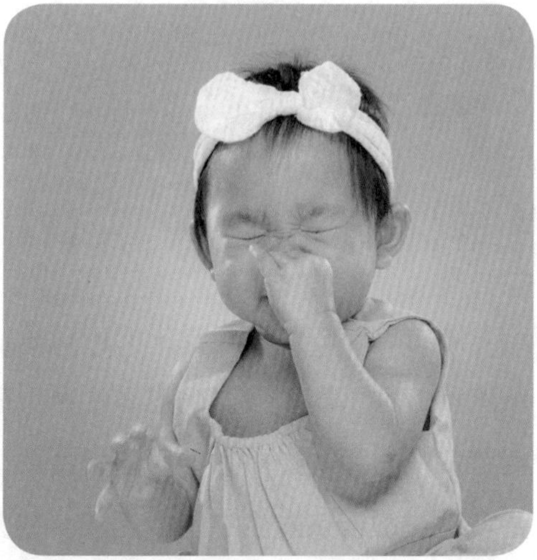

人体的体质分为9种，分别是平和质、气虚质、阳虚质、阴虚质、痰湿质、湿热质、血瘀质、气郁质、特禀质。过敏性鼻炎患者的体质主要集中在气虚质、阳虚质和特禀质三种，少数人也有其他混合或兼杂的体质。体质主要受遗传因素影响，外界环境（大环境）、家庭的生活习惯（小环境）对体质也是有影响的，同时这些因素也可改变体质。如大气中的废气、工业废水、汽车尾气、户外的花粉、动物皮毛、室内的螨虫，影响体质变化的因素也会影响过敏性鼻炎的发生。

特禀质尤其受遗传的影响，如一些特禀质者容易对虾蟹、牛奶过敏，甚至完全找不到原因就出现过敏症状，好像对“空气”过敏，说明体质与过敏性鼻炎是有关联的。饮食、营养和运动等对体质的影响是明显的，长期饮食中营养成分的改变可以造成体质的改变。通过平时调护、修正其体质，可从根本上预防、减少过敏性疾病的发生，这也是中医“治未病”的防治思想。

体质与治未病

早在2000多年前，《黄帝内经》就明确提出“治未病”“防患于未然”的预防思想，强调防重于治。《黄帝内经·素问》曰：“圣人不治已病治未病，不治已乱治未乱……夫病已成而后药之，乱已成而后治之，譬犹渴而穿井，斗而铸锥，不亦晚乎！”指出了预防疾病的重要意义。中医体质学提出体质可分、体病相关、体质可调三大关键科学问题，并提出“体质三级预防”理论，实践中医“治未病”的未病先防、欲病早治、既病防变、病愈防复。

一级预防

一级预防即病因预防，是针对致病因素的预防措施。个体体质的特殊性，往往导致机体对某种致病因子的易感性。特定体质与相应病邪之间存在同气相求的现象。对于具有偏颇体质而未发病的人群，应采取相应的措施，如调摄情志、进行锻炼、调养饮食起居、药物预防等，积极改善偏颇体质，增强自身的抵抗力，避免致病因子对人体的侵袭，从而实现病因预防，阻止相关疾病的发生，达到未病先防的目的。

①增强体质，提高正气抗邪能力

体质决定了个体的正气强弱，而正气又是疾病发病与否的重要内在因素。体质强则正气足，机体的抗邪能力亦强，就能够有效地预防疾病；体质弱，则易于感邪而为病。因此，增强体质、提高抗邪能力是未病先防的关键。因为体质是个体生命过程中在先天遗传和后天获得的基础上表现出的特质，所以体质特征受先天与后天多种因素的影响，要增强体质、提高正气抗邪能力，必须重视先天禀赋对个体体质的形成和维护的影响，同时还要重视后天调养的重要作用。可从以下几个方面采取措施：

- 优生优育，防止先天缺陷，应采取适当的方法进行调理，纠正体质偏颇，以免影响胎儿健康。
- 调摄情志，做到保持精神乐观愉快，心情舒畅，尽量减少不良的精神刺激和过度的情志变动。
- 适当锻炼，促进气血的流畅，使人体筋骨强劲、肌肉发达结实、脏腑功能健旺，调节人的精神情志活动，促进人的身心健康。

- 饮食有节制，起居有规律，劳逸有限度，能增强正气，保持身体健康。
- 人工免疫，培养机体的正气，增强抗病能力，有针对性地预防某些疾病的发生。

②规避邪气，防止病邪的侵害

人体的抗病能力是有一定限度的，若邪气过盛，超过了人体的抵抗能力时，邪气就会成为发病的重要条件。所以要避免疾病的发生，还必须防止病邪的侵害。病邪的种类繁多，如六淫、疫疠、七情、饮食、劳逸、外伤等。要避免病邪的侵害，可从以下两方面着手：

- 对于具有偏颇体质而未发病的人群，应根据不同体质类型的特点，采取相应的措施避免致病因子对人体的侵袭。
- 药物预防，是避免疾病发生的有效措施。

二级预防

二级预防又称临床前期预防，即在疾病的临床前期做好早期发现、早期诊断、早期治疗的“三早”预防措施。早期发现的具体方法有普查（筛检）、定期健康检查、高危人群重点项目检查等。

九种体质分类中，除平和质外，其余八种均为偏颇体质。据此建立的

《中医体质分类与判定标准》经过多年的临床运用，已被证明具有较好的实用性和较高的准确性，可以用来筛检偏颇体质。偏颇体质与疾病发生倾向具有密切的相关性，因此还为确定疾病的高危人群提供了方向。

三级预防

三级预防又称临床预防，即对已患某些疾病的人及时进行治疗，防止病情恶化或引发并发症。中医的证是对疾病发展过程中某一阶段的病理概括，具有发展变化的特征，证的变化趋向与体质有密切关系。辨识体质有利于确定证候的变化趋向，因此在疾病的发展过程中，时时注意到体质对证候的制约与影响，在治疗中注意积极改善患者的偏颇体质，有助于消除证候、治愈疾病。在证候消失、疾病痊愈的同时，患者的偏颇体质亦得到纠正，机体对致病因子的抵抗力得到增强，疾病因而不易复发。

小儿时期体质调养——三分“饥”和“寒”

在小儿时期，孩子的喂养是关键，喂养好了，孩子的体质也能得到改善，要是不懂得给孩子调养，孩子的体质也会遭到伤害。有的孩子刚生出来又瘦又小，大半年后又白又胖；也有的孩子出生时白白胖胖、健健康康，过了大半年却变得面黄肌瘦。

有句俗语说：“若要小儿安，常带三分饥和寒。”人若在空气中受到寒凉，人体自然会调集卫气分布于体表以御寒，防止感冒。家长如果给孩子穿得过暖，就会形成过于温暖的环境，人体在这样的环境中毛孔会张开。没有寒冷环境的刺激，人体也不会在体表形成防寒的卫气。冬天穿得再多，也有脱衣服的时候，谁也无法保证孩子每一秒都待在暖和的地方。很可能就在脱衣服的瞬间，寒气从孩子开放着的毛孔长驱直入，这样孩子会很容易感冒生病。所以，在秋天凉意初起的时候，父母不要忙着地给孩子加衣，要让其保持“三分寒”，以增强抗寒能力。

再一点是要孩子“三分饥”，即吃七分饱就可以了。现在生活条件好了，独生子女又比较多，爱吃什么就猛吃，尤其是不易消化的肉食。孩子吃多了，一是损伤脾胃，影响消化吸收，久之导致营养不良；二是造成胃肠积食。中医认为，“久积化热”是内热，有内热容易导致外感，易生感冒等疾病。还有些家长，孩子不吃饭总是追着喂，殊不知这会给孩子养成挑食和厌食的坏习惯。孩子不吃饭是因为不饿，饿了自然会吃的，所以家长要知道“三分饥”的喂养经验。

孩子是一个智能的生命体，有自己的接受能力和自然习性，父母不能总是按照自己的感知给孩子穿暖穿厚、吃饱吃撑，而是要“三分饥和寒”，这样孩子自会平安长大。但孩子穿衣讲究“三分寒”，是从宏观上讲的，而不是说让孩子全身都要“寒”，正确的做法是“三暖三凉”。

三暖：背暖、肚暖、足暖

保持背部的“适当温暖”可以减少感冒的机会。“适当温暖”，就是不可“过暖”，过暖则背部出汗多，反而因背湿而患病。肚子是脾胃之所，保持肚暖即是保护脾胃。孩子常脾胃不足，当冷空气直接刺激腹部，孩子就会肚子痛，从而损伤脾胃功能，影响营养物质的消化吸收。另外，中医还认为，脾胃与免疫功能有关，所以“肚暖”是孩子保健的重要一环，睡觉时穿上肚兜，是保持肚暖的好方法。脚部是阴阳经穴交会之处，皮肤神经末梢丰富，是对外界最为敏感的地方。孩子的手脚保持温暖，才能保证身体适应外界气候的变化。

三凉：头凉、心胸凉、下身凉

从生理学的角度来讲，孩子经由体表散发的热量，有1/3是由头部发散的，头热容易导致心烦头晕而神昏。头部最容易“上火”，孩子患病更是头先热。如果孩子保持头凉、足暖，则必定神清气爽，气血顺畅。穿着过于厚重臃肿，会压迫到胸部，影响正常的呼吸与心脏功能，还容易造成心烦与内热。所以，应该保证孩子的“心胸凉”，胸部不能穿得过多。孩子在10岁之前血气都很旺盛，但是阴气不足，此时他们下身的衣服宜薄不宜厚，如果下身过于温暖，则有碍于阴气的生长。

食中含糖类较多，蔬菜、瓜果中含各种维生素、无机盐较多，鱼、肉、

气虚质小儿过敏性鼻炎中医调养

气虚质小儿过敏性鼻炎的症状除鼻痒、打喷嚏、流清涕和鼻塞外，兼见畏风怕冷，易出汗，易感冒，肌肉不健壮，气短懒言，肢体容易疲乏，目光少神，口淡，唇色、毛发无光泽，头晕，健忘，大便正常或便溏等。舌淡红，舌体胖大，边有齿痕，脉象虚缓。气候变化明显时过敏性鼻炎易发作。

形成气虚质的原因

小儿由于元气不足，故表现为气短懒言，语音低微，精神不振；气虚，不能固护肌表，故易汗出；气化无权则舌边有齿痕；气虚鼓动血行之力不足，故脉象弱。气虚阳弱，故性格内向，胆小不喜冒险；气虚卫外失固，故不耐受寒邪、风邪、暑邪，易患感冒；气虚升举无力，故多见内脏下垂、虚劳，或病后迁延不愈。

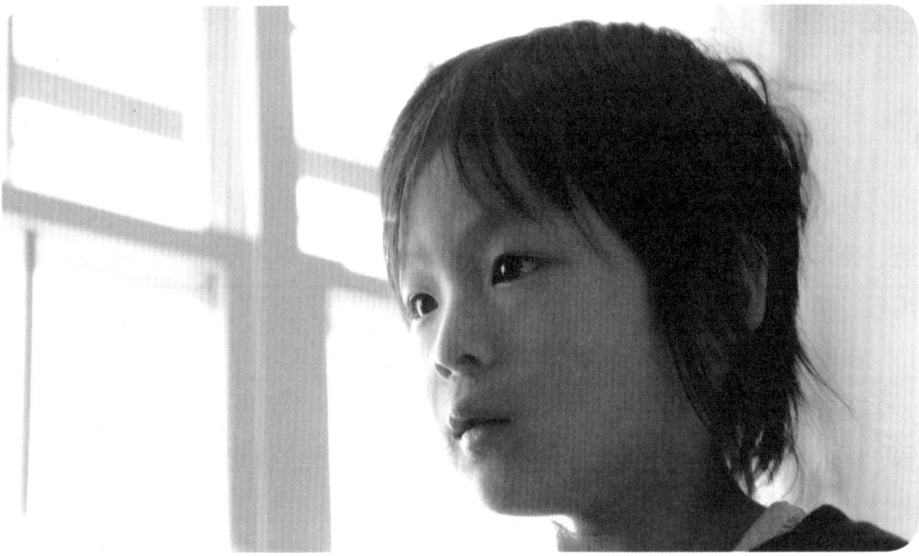

气虚质的特点

语音低弱

中医学认为，人发声的动力是气。气虚质平素多见语声低怯。一项针对气虚质人群声音特征的分析研究表明，与平和质相比，气虚质在语音时间长度和语音包络面积上低于平和质。语音时间长度和语音包络面积均反映了人体元气盛衰的状态，元气亏虚，语言时间长度、语音包络面积都会减小。

疲乏气短

气虚质由于一身之气不足，表现出疲乏倦怠、气短懒言的特征。研究发现，不同中医体质类型的人的心肺耐力分布存在差异，其中气虚质更容易出现在低心肺耐力水平人群，与气虚质体力活动不足、心肺耐力下降有关。

免疫功能下降

“易风为病者，表气素虚”，气虚质卫外功能不足，易感邪致病。现代研究发现，多数气虚质人群存在免疫系统功能的紊乱，尤其是细胞因子与疲劳症状的出现关系密切。对气虚质淋巴细胞亚群的研究发现，NK颗粒酶B分子（GZB）表达明显下降、NK细胞比例下降、辅助性T细胞比例降低可能是形成气虚质的因素。

气虚质膳食原则

气虚质饮食以益肺固表和健脾益气为主，可多食黄芪、莲子、党参、灵芝、芡实、山药、莲子、黄豆、豆腐、白扁豆、小麦、大米、牛肉、鸡肉、鸡蛋、鹌鹑蛋、南瓜、大枣、胡萝卜、香菇、蜂蜜等食物。

少吃具有耗气作用的食物，如空心菜、生萝卜等。

气虚者不宜多食生冷苦寒、辛辣燥热的食物。由于气虚者多有脾胃虚弱，因此饮食不宜过于滋腻，不能蛮补，否则易导致脾胃呆滞而出现腹胀、食欲不振等。

气虚质食物推荐

黄芪

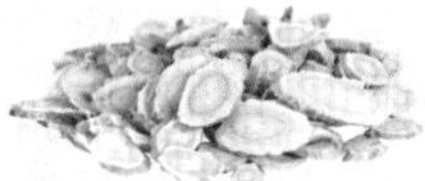

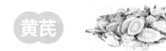

黄芪性温，味甘；归脾、肺经。黄芪可补气固表，可用于慢性衰弱，尤其表现有中气虚弱的病人。黄芪常用量每剂9～30克，水煎服。黄芪与当归同用，可补气生血，治疗气虚血亏、面色萎黄、气短乏力的症状；黄芪与白术、防己等药同用，如防己黄芪汤，可治脾虚失运、水湿停聚的肢体面目水肿、小便不利。

党参

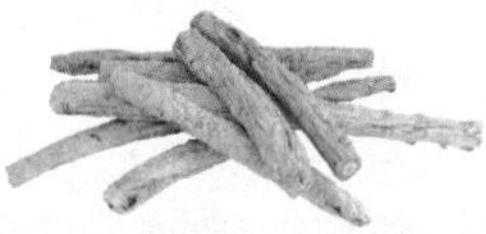

党参性平，味甘；归脾、肺经。具有补中益气、健脾益肺的功效，适用于脾肺虚弱、气短心悸、食少便溏、虚喘咳嗽、内热消渴等症。党参可以煎服（另煎汁合服），用量9～30克。服食党参期间不宜吃萝卜或饮浓茶，不能与藜芦同服。气滞和火盛者慎用，有实邪者忌服。

太子参

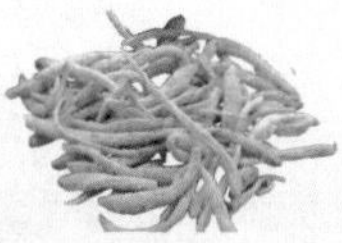

太子参性平，味甘；归脾、肺经。太子参具有益气健脾、生津润肺的功效，适用于脾虚体倦、食欲不振、病后虚弱、气阴不足、自汗口渴、肺燥干咳等症。每日用量9～30克，水煎服，习惯上不与藜芦同服。

山药

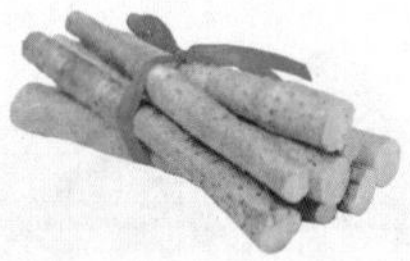

山药性平，味甘；归肺、脾、肾经。山药具有补脾养胃、生津益肺、补肾涩精等功效，以山药为主的药膳适合气虚质或兼阴虚质食用。

猪肚

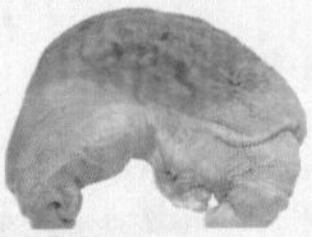

猪肚性微温，味甘；归脾、胃经。每日食用50～200克为宜。猪肚自古就是补益脾胃的常用食物，具有补虚损、健脾胃、固根本、安五脏的功效，对脾虚腹泻、虚劳瘦弱、消渴等症有很好的食疗效果。猪肚搭配莲子、糯米有很好的补中益气效果，可以改善自汗、脾虚带下及腹泻等症；猪肚与白果搭配可补中益气。

鸡肉

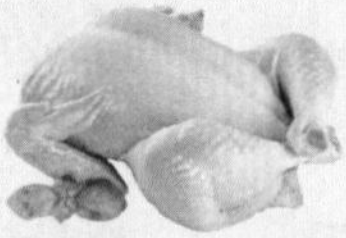

鸡肉性温，味甘；归脾、胃。《日华子本草》言：“黄雌鸡：止劳劣，添髓补精，助阳气，暖小肠，止泄精，补水气。黑雌鸡：安心定志，治血邪，破心中宿血及痈疽排脓，补心血，补产后虚羸，益色助气。”具有助阳气、补精髓等作用，气虚质较为适宜，也可用于病后虚弱之人等。

牛肉

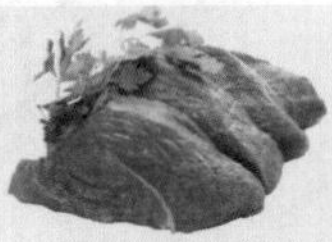

牛肉性平，味甘；归脾、胃经。《本草拾遗》言其“消水肿，除湿气，补虚，令人强筋骨、壮健”。《韩氏医通》言：“黄牛肉，补气，与绵黄芪同功。”牛肉有补脾胃、益气血、强筋骨等功效，补气之力尤为显著，故气虚质宜常食之。

鸡蛋

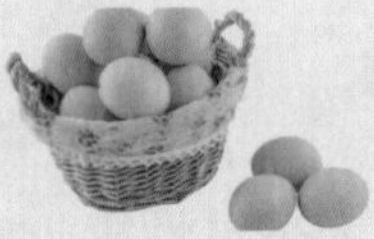

鸡蛋性平，味甘；归肺、脾、胃经。鸡蛋是人体最好的蛋白质来源，其蛋白质构成与人体极为相似，吸收率可达到98%，蛋黄富含胆固醇、卵磷脂和多种维生素、氨基酸等。鸡蛋白能益精补气、润肺利咽、清热解毒，蛋黄则滋阴润燥、养血熄风。

乌鸡

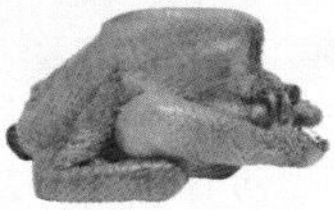

乌鸡性平，味甘；归肝、肾经。每日食用50～200克为宜。乌鸡具有滋阴补肾、益肝退热、补虚等作用，能调节人体免疫功能，对于病后、产后贫血者具有补血、促进康复的食疗作用。乌鸡中含有多种氨基酸，铁、磷、钙、锌、镁、维生素B_1、烟酸、维生素E的含量都很高，而胆固醇和脂肪含量较少。乌鸡搭配大枣、粳米等一同食用，可健脾益气、滋阴养血，尤其适合气虚质食用。

鸽肉

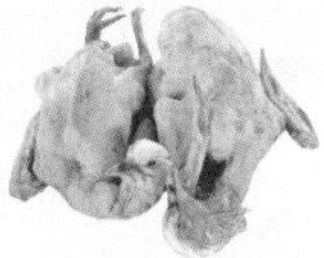

鸽肉性平，味咸；归肝、肾经。每日食用50～100克为宜。鸽肉有滋补肝肾、益气补血、清热解毒、生津止渴、健脑提神、改善记忆力等功效。鸽肉中蛋白质最为丰富，消化吸收率高达95%以上，还含有较多的维生素A、维生素B_1、维生素B_2、维生素E及铁、钙、磷、钾等元素，而脂肪含量较低，非常适合气虚质食用。

大枣

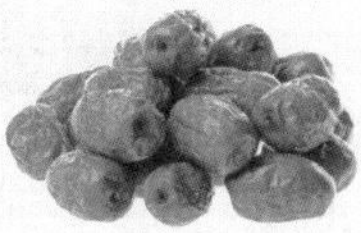

大枣性温，味甘；归脾、胃经。每天吃5～10颗为宜。大枣有补脾和胃、益气生津、调营卫、解药毒的功效，可改善胃虚食少、脾弱便溏、气血津液不足、营卫不和、心悸怔忡等症。大枣搭配桂圆食用，可补益虚损。

粳米

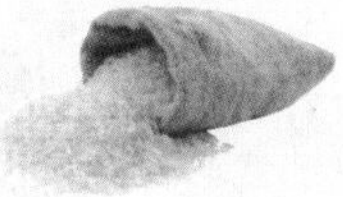

粳米性平，味甘；归肺经。粳米能补中益气、健脾养胃、养阴生津、除烦止渴，适合各种体质，尤其适合气虚质食用。但需注意粳米非精米，目前人们经常食用的米经过精细加工，表面的粗纤维分子、蛋白质、维生素很多都被破坏了，所以日常中应适当食用一些未经精细打磨的糙米。

黄豆

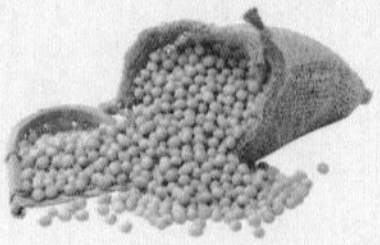

黄豆性平，味甘；归脾、大肠经。每日食用30克左右为宜。黄豆具有健脾益气、宽中润燥、降脂利水、补血抗癌等食疗作用，是补气养生的佳品。黄豆与与花生一同煲汤能够补益气血；黄豆大枣乌鸡汤是一款很好的补血、降血脂的滋补汤煲。黄豆或豆制品尽量不要和茶等含大量鞣酸的食物饮料一起食用，会阻碍钙、铁及蛋白质的消化吸收。

小米

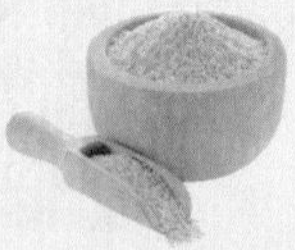

小米性微寒，味甘；归胃、大肠经。小米中维生素B_1的含量是谷类中最高的，还富含糖类、蛋白质、不饱和脂肪酸、多种维生素、矿物质及大量多酚类物质，有很强的抗氧化性，具有调节血糖、血脂及缓解压力、安神助眠、减轻疲劳等作用。小米搭配鸡蛋食用，可补足小米中缺乏的赖氨酸，使氨基酸全面且比例合理，尤其适于体虚小儿补充营养。

芡实

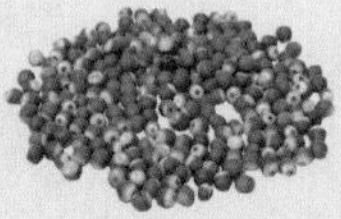

芡实性平，味甘、涩；归脾、肾经。每日食用10～15克为宜。芡实有固肾涩精、补脾止泄的功效，主治脾虚泄泻、肾虚遗精、带下等症。芡实与山药比较，两者都能健脾，但山药的补益力较强，芡实的固涩力较好，但效力较缓。芡实与党参、白术等同用，可调理脾肾两虚。

小麦

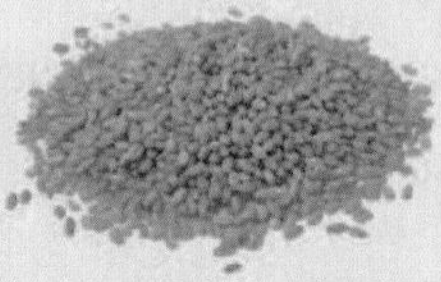

小麦性凉，味甘；归心、脾、肾经。具有养心生津、敛虚汗、镇静益气、健脾厚肠、除热止渴、润肠通便的功效，对体虚多汗、舌燥口干、心烦失眠、肠燥便秘、口角炎等症有一定辅助疗效。小麦仁与鹌鹑蛋同吃，有助于养心安神、调节情绪、改善体质；小麦仁与山药同食，可健脾和胃。

莲子

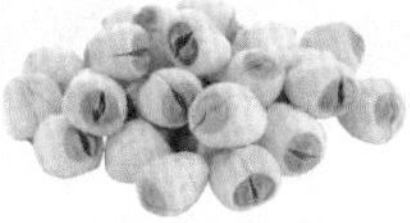

莲子性平，味甘、涩；归心、脾、肾经。莲子含有淀粉、蛋白质、脂肪、糖类及钙、磷、铁、β-谷固醇、维生素C、葡萄糖等成分，有补脾止泻、益肾涩精、养心安神的功效。莲子善于补五脏不足，通利十二经脉气血，使气血顺畅。多用来治疗脾虚带下、腹泻，肾虚遗精、早泄，失眠多梦、心神不安等。

桂圆

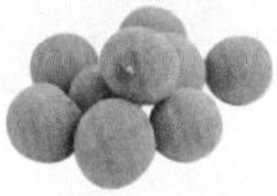

桂圆性温，味甘；归心、脾经。每次食用不宜太多，以100~200克为宜。桂圆含有多种营养物质，有补血安神、健脑益智、补养心脾的功效，是健脾益智的佳品，对失眠、心悸、神经衰弱、记忆力减退、贫血等有较好的调理作用，对病后需要调养及体质虚弱的人有良好的滋补作用。桂圆与莲子同食，可养心安神、调节睡眠；与山药搭配食用，有培补脾胃、改善消化、滋养五脏的效果。

板栗

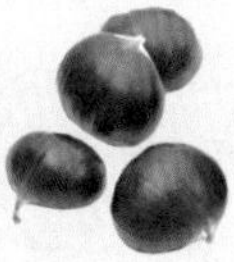

板栗性温，味甘；归脾、胃、肺、肾经。板栗不易消化，不可多吃，每日食用5~8颗为宜。板栗具有养胃健脾、补肾强腰之功效。常适量吃，还可以防治小儿口舌生疮和成人口腔溃疡。板栗搭配大枣，有补肾、益气、强腰的效果。

土豆

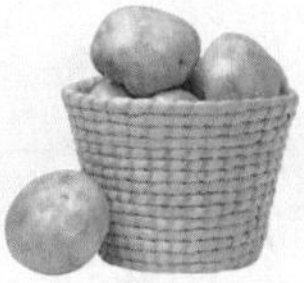

土豆性平，味甘；归胃、大肠经。每日食用200克为宜。土豆具有健脾益气、健胃和中、益肾补血等多种功效。土豆与四季豆同食，可润燥；土豆与牛肉搭配食用，可提供丰富的淀粉、蛋白质和脂肪，满足人体最基本的营养需求，有健脾益气的效果，适合气虚者食用。

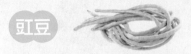

豇豆

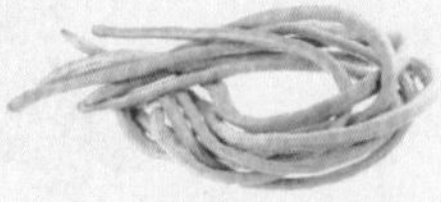

豇豆性平，味甘；归脾、胃经。每日食用100～200克为宜。豇豆有健脾养胃、理中益气、补肾、促进消化、改善食欲、提高免疫力等功效，可调理脾虚泄泻、吐逆、小便频数等症。豇豆常与瘦肉一同炒食，既可改善食欲、补充丰富的营养物质，又可促进胃肠蠕动、帮助消化与排泄、防治便秘。

白扁豆

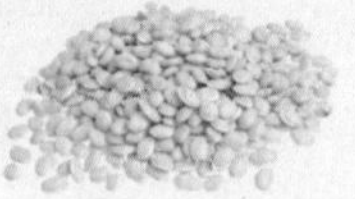

白扁豆性平，味甘、淡；归脾、胃经。每日食用10～30克为宜。白扁豆有健脾化湿、和中消暑的功效，可用于脾胃虚弱、食欲不振、大便溏泻、暑湿吐泻、胸闷腹胀等症。白扁豆与人参、白术同用，可治疗脾虚有湿所致的体倦乏力、食少便溏。

南瓜

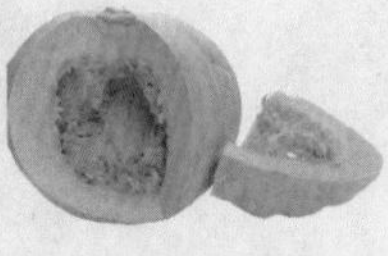

南瓜性平，味甘；归脾、胃经。南瓜含有糖类、胡萝卜素、维生素B_1、维生素B_2、维生素C和膳食纤维，以及钾、磷、钙、铁、锌等矿物质。南瓜具有补中益气、健脾暖胃等功效，适合气虚质食用。

三文鱼

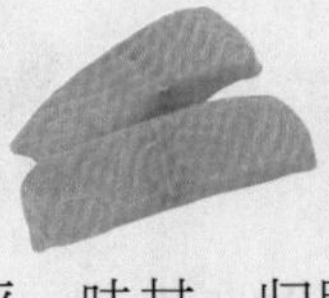

三文鱼性平，味甘；归脾、胃经。每日食用50～100克为宜。三文鱼有补虚劳、健脾胃、暖胃和中的功效，可治消瘦、水肿、消化不良等症，预防及治疗儿童佝偻病及成人软骨病。三文鱼中还富含维生素D等，能促进机体对钙的吸收利用。

气虚质中医食疗方

黄芪猪肝汤——补气生血

◎ 材料：猪肝300克，党参15克，枸杞子、黄芪各10克，盐适量

◎ 制作：猪肝洗净，切片；党参、黄芪洗净。党参、黄芪放入砂锅中，加6碗水以大火煮开，小火煮20分钟，转中火放入枸杞子煮约3分钟，放入猪肝片煮至熟透后，加盐调味即成。

黄豆芥蓝炒虾仁——益气宽中

◎ 材料：虾仁200克，黄豆300克，芥蓝50克，盐3克，食用油适量

◎ 制作：虾仁洗净沥干；黄豆洗净沥干；芥蓝洗净，取梗切丁。锅中倒油烧热，下入黄豆和芥蓝炒熟，再下入虾仁，炒熟后加盐调味即可。

健脾膏——健脾益气，和胃渗湿

◎ 材料：党参90克，怀山药、芡实、茯苓、扁豆、莲子各180克，广陈皮45克，薏苡仁180克，白术60克，糯米3千克，粳米7千克，白糖适量

◎ 制作：党参、怀山药、芡实、茯苓、扁豆、莲子、广陈皮、薏苡仁、白术微炒香，研为细末；另将糯米、粳米各蒸熟晒干后炒爆，磨成细粉，与各味和匀，加白糖适量，用模具印成块，烘干。适合气虚质偏消瘦易便溏者食用。小儿视年龄适量服之；营养不良者可常服。

虫草香菇排骨汤——润肺定喘

◎ 材料：冬虫夏草5根，排骨300克，香菇50克，大枣、盐、鸡精各适量

◎ 制作：排骨洗净斩块，沸水氽烫备用；香菇泡发，洗净撕片；冬虫夏草、大枣均洗净备用。将排骨、大枣、冬虫夏草放入瓦煲内，注入水，大火烧开后放入香菇，改为小火煲煮2小时，加盐、鸡精调味即可。

党参豆芽尾骨汤——健脾补气

◎ 材料：猪尾骨1条，番茄1个，党参5克，黄豆芽100克，盐适量

◎ 制作：猪尾骨切段，氽烫后捞出，冲净备用。黄豆芽洗净去根；番茄洗净，切块。将猪尾骨、黄豆芽、番茄和党参放入锅中，加适量水以大火煮开，改小火炖30分钟，加盐调味即可。

太子参龙眼猪心汤——益气补血、养心安神

◎ 材料：桂圆肉20克，太子参10克，大枣6颗，猪心半个，盐适量

◎ 制作：猪心洗净切片，放入沸水氽烫冲净；太子参洗净切段。桂圆肉、太子参、大枣放入锅中，加3碗水以大火煮开，转小火续煮20分钟。再转中火让汤汁滚沸，放入猪心，待水沸腾，加盐调味即成。

山药排骨汤——补脾益气、和胃止痛

◎ 材料：排骨250克，鲜山药150克，大枣10颗，白芍10克，盐5克

◎ 制作：鲜山药去皮，洗净切小块；白芍装入纱布袋系紧，大枣以清水泡软；排骨汆烫后捞起。将纱布袋、新鲜山药、大枣、排骨放进锅中，加1600毫升水，大火烧开后转小火炖约30分钟，加盐调味即可。

大枣莲藕炖排骨——滋阴养血、健脾益气

◎ 材料：莲藕200克，排骨250克，大枣、黑枣各10颗，盐6克

◎ 制作：排骨剁块，入沸水汆烫、撇去浮沫，捞出再冲净。莲藕去皮洗净，切成块；大枣、黑枣洗净。将以上所有材料盛入锅内，加水1800毫升，煮沸后转小火炖煮约40分钟，加盐调味即可。

桂圆山药大枣汤——补益心脾、养血安神

◎ 材料：桂圆肉100克，鲜山药150克，大枣6颗，冰糖适量

◎ 制作：新鲜山药去皮，洗净切小块；大枣洗净。锅中加水煮沸，放入山药和大枣，待山药熟透、大枣熟软，将桂圆肉加入汤中，煮至桂圆肉的香甜味渗入汤中即成，加冰糖调味。

大枣白萝卜猪蹄汤——健脾益气

◎ 材料：猪蹄300克，白萝卜300克，大枣20克，生姜3片，盐适量

◎ 制作：猪蹄洗净斩块，沸水氽烫冲净备用；白萝卜洗净，切成片；大枣洗净，浸水片刻。将猪蹄、生姜片、大枣放入炖盅，注入水用大火烧开，放入白萝卜，改用小火煲2小时，加盐调味即可。

大枣芡实糯米粥——健脾和胃、补中益气

◎ 材料：糯米90克，芡实15克，大枣20克，白糖8克

◎ 制作：大枣去核洗净；芡实泡发洗净；糯米泡发洗净。锅置火上，注水后，放入糯米用大火煮至米粒开花。放入芡实、大枣，改用小火煮至粥成，放入白糖调味即可。

莲子芡实猪心粥——健脾益气、养心安神

◎ 材料：大米100克，猪心50克，芡实、大枣各15克，莲子、桂圆肉各10克，姜丝、葱花、盐、鸡精各适量

◎ 制作：猪心洗净切薄片，莲子、芡实、大米洗净浸泡。锅中注水煮沸，放入大米、莲子、芡实煮沸，再放猪心、大枣、桂圆肉、姜丝转中火熬煮。待粥熟烂后用盐、鸡精调味，撒上葱花即可。

西红柿炒山药——养胃益气

◎ 材料：去皮山药200克，西红柿150克，葱段5克，盐、白糖各2克，食用油适量

◎ 制作：山药切块；西红柿切小瓣。锅中注水烧开，加盐、食用油，倒入山药，煮至断生后捞出。用油起锅，倒入西红柿、山药，炒匀，加盐、白糖调味，加入葱段，翻炒至熟即可。

山药芝麻糊——健脾益气

◎ 材料：水发大米120克，山药75克，水发糯米90克，黑芝麻30克，牛奶85毫升

◎ 制作：将锅烧热，倒入黑芝麻，炒香，盛出炒好的黑芝麻，取杵臼，将黑芝麻碾成细末，倒出。洗净去皮的山药切粒。锅中注入清水烧开，倒入大米、糯米，煮30分钟。加入山药、黑芝麻，拌匀，煮15分钟至食材熟透，倒入牛奶，拌匀，煮沸，盛出煮好的芝麻糊，装入碗中即可。

牛肉南瓜汤——健脾益气

◎ 材料：牛肉120克，南瓜95克，胡萝卜70克，洋葱50克，牛奶100毫升，高汤800毫升，黄油少许

◎ 制作：洗净的洋葱切粒状，洗好去皮的胡萝卜切粒，洗净去皮的南瓜切小丁块，洗好的牛肉去除肉筋，切粒。煎锅置于火上，倒入黄油，拌至其溶化，倒入牛肉，炒至其变色，放入洋葱、南瓜、胡萝卜，炒至变软。加入牛奶、高汤，拌匀，煮至食材入味即可。

虾仁炒豆芽——增强免疫力

◎ 材料：黄豆芽100克，虾仁85克，姜片少许，盐3克，鸡粉2克，水淀粉、食用油各适量

◎ 制作：洗净的虾仁由背部切开，去除虾线；洗好的黄豆芽切去根部。把虾仁装入碗中，加入盐、水淀粉、食用油，拌匀，腌渍约15分钟至其入味。用油起锅，放入虾仁、姜片，炒出香味。加入黄豆芽，炒至食材变软，放入盐、鸡粉、水淀粉，炒至食材入味即可。

麦芽山楂鸡蛋羹——开胃益气

◎ 材料：麦芽25克，山楂55克，山药30克，鸡蛋2个

◎ 制作：洗净的山楂切去头尾，再切开，去核。砂锅中注入清水烧热，倒入麦芽、山楂、山药，拌匀，煮约20分钟至其析出有效成分，盛出药汁，滤入碗中。将鸡蛋打入碗中，调匀，倒入药汁，拌匀。取蒸碗，倒入鸡蛋液，蒸锅上火烧开，放入蒸碗，蒸约10分钟至食材熟透，取出蒸碗，待稍微放凉后即可食用。。

核桃枸杞肉丁——健脾益气

◎ 材料：核桃仁40克，瘦肉120克，枸杞5克，姜片、蒜末、葱段、盐、鸡粉各少许，料酒4毫升，水淀粉、食用油各适量

◎ 制作：将洗净的瘦肉切成丁，加少许盐、鸡粉、水淀粉、食用油，腌渍入味。锅中注水烧开，加入核桃仁，焯煮1分30秒，捞出，过凉水，去除外衣。热锅注油烧热，倒入核桃仁炸香，捞出；锅留底油，放入姜片、蒜末、葱段，爆香。倒入瘦肉丁，炒至转色，淋入料酒，倒入枸杞，加盐、鸡粉调味，放入核桃仁炒匀即可。

气虚质起居调养

气虚质适应寒暑变化的能力较差，不耐受风、寒、暑热的气候。

春季

春天是万物生长、万象更新的季节。气虚体质者应该在这时多到室外进行运动，呼吸新鲜空气，促进体内浊气的排出。春天多风，要注意保暖，避免受到风寒。

气虚体质者在饮食上应该以性温、味甘、清淡为主，多吃一些抵抗风寒、健脾益气的食物，如牛肉、鸡肉、鳝鱼等。

夏季

夏天天气炎热，人往往也会比较烦躁，要避免天气给气虚体质者带来负面的影响。心情应保持愉快，不要发怒。坚持早睡早起，保持良好的睡眠习惯，注意多喝水，小心中暑。夏季小儿的脾胃功能也会减弱，若饮食不节，贪凉饮冷，易致脾阳损伤，从而引起发病，这对于气虚体质十分不利，宜选择清暑利湿、益气生津、清淡平和的食物，尽量少吃油腻食物。

秋季

秋季气候干燥，人体最易为燥邪所伤而致津伤肺燥，所以气虚体质者在饮食上可适当吃一些润肺的食物。在秋季胃口会比较好，但气虚体质者也不能过量进补。

冬季

冬天生机潜伏，万物蛰藏。气虚体质者到了冬至以后可以开始进补，冬季人体阳气收敛潜藏，容易吸收营养成分，饮食上可多吃一些补气补血的食物。坚持运动，到室外运动多做深呼吸，恰当的运动会让人感到全身轻松舒畅，精力旺盛，体力和脑力功能增强，食欲、睡眠良好，对气虚体质者有很大的好处。

气虚质中医疗法

按摩疗法

◎ **取穴：** 迎香、印堂、风池、风府、合谷、神庭、攒竹、足三里、肺俞、脾俞等，其中足三里是强壮要穴。

◎ **操作：** 每次可以选用2～4个穴位，按摩穴位至局部发热为止，每天坚持。

如果经常疲惫不堪、说话有气无力、舌头齿痕明显，可以针灸或按摩神阙、气海、膈俞、脾俞。

如果经常腹胀、消化不良、便溏，可以针灸或按摩中脘、天枢、足三里。

如果经常感冒、打喷嚏、鼻子发痒，可以针灸或按摩风门、肺俞、脾俞、足三里。

艾灸疗法

艾条温和灸，可增强温阳益气的作用。

◎ **取穴：** 气海、关元。

◎ **操作：** 点燃艾条或借助温灸盒，对穴位进行温灸，每次10分钟。温和灸可每周操作1次，或每在节气转换日艾灸1次。

敷贴疗法

取白芥子、延胡索、甘遂和细辛研为细末，用鲜生姜汁调成膏状，压成块状，用胶布固定在穴位上。

根据时令选穴，可取双侧大杼、肺俞、脾俞、风门、肾俞、厥阴俞、三焦俞、膏肓俞，在“三伏天”“三九天”进行。一般10天一次，一次贴2小时，视小儿情况可适当延长至每次贴6小时。非“三伏三九天”可行天灸治疗。

耳穴疗法

取耳穴神门、肺、肾、脾、风溪、外鼻、内鼻、肾上腺等。先用75%酒精棉球将一侧耳郭擦拭干净，然后把带有王不留行籽或磁珠的胶布贴于耳穴上，3天换1次，两耳交替进行。嘱患者每天用手按压5～7遍，以每次按压穴位处有胀痛、耳郭感觉有灼热感为度，10次为一个疗程。

气虚质运动调养

气虚质宜采用低强度的运动方式，适当增加锻炼次数，而减少每次锻炼的总负荷量，控制好运动时间，循序渐进地进行。不宜做大负荷运动和大出汗的运动，避免剧烈运动，忌用猛力，以免耗伤元气。

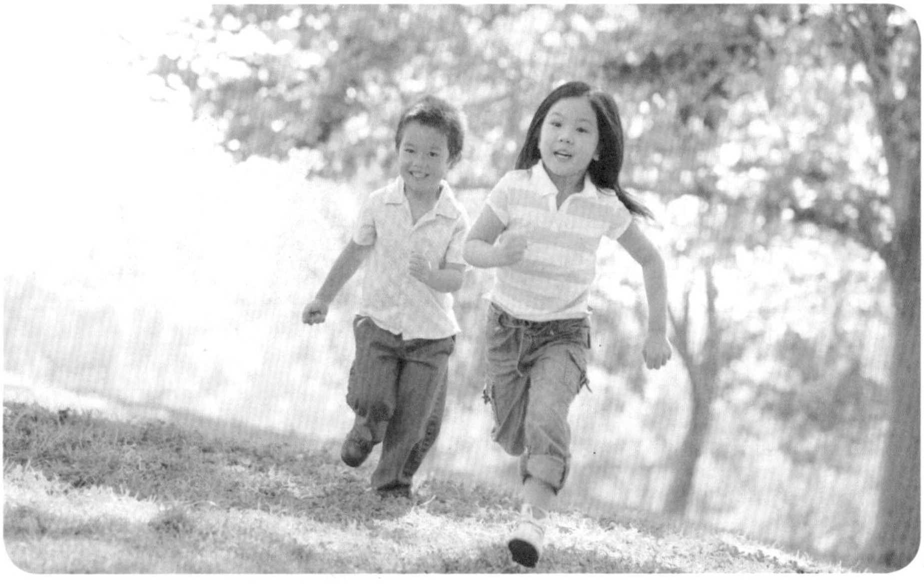

阳虚质小儿过敏性鼻炎中医调养

阳虚质除鼻痒、打喷嚏、流清涕和鼻塞外，兼见平素畏冷、手足不温、喜热饮食、形体白胖、精神不振、睡眠偏多、面色白、毛发易落、大便溏薄、小便清长。舌淡胖、舌边有齿痕、苔润、脉象沉迟而弱。

形成阳虚质的原因

饮食不合理

平时喜欢吃太多的冷饮、吃太多冰冻的水果，长期食用的话，就会让体内阳气受到损耗，从而就有可能形成阳虚体质。

环境影响

长期生活在寒凉潮湿的环境，而又外感风寒，极易形成阳虚体质。

遗传

先天禀赋，和家族的遗传是密切相关的。由于各种原因，父母结婚晚、生育太晚，孩子也有可能形成阳虚体质。

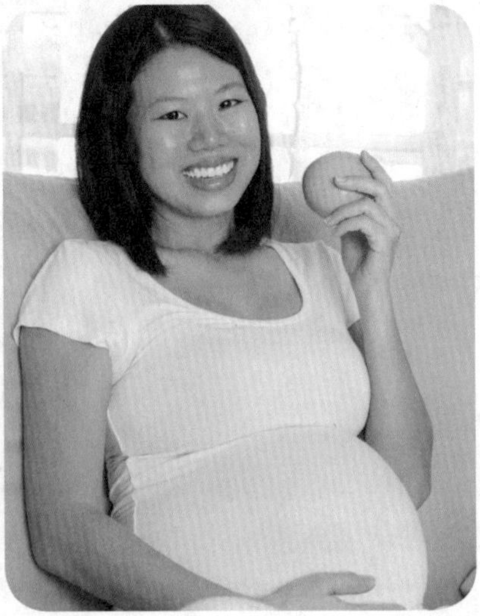

母亲怀孕时吃太多凉东西

母亲在怀孕的时候，吃了太多寒凉的东西。中医叫“产前一盆火，产后一盆冰”，完全是两种体质，很多妇女在怀孕的时候吃太多寒凉的东西，对胎儿就会造成影响，从而有可能形成阳虚体质。

幼儿时用太多药物

在幼儿的时候，经常用过量的抗生素、大量的激素，或者是经常使用清热解毒的药物，这些都是非常伤阳气的，所以这也有可能会形成阳虚体质。

阳虚质的特点

阳虚质多见寒象

清・程钟龄《医学心悟》云：“阴脏者阳必虚，阳虚者多寒。”即阳虚者机体产热不足，因而出现寒象。有学者对阳虚质与平和质进行了基因表达谱的对比研究，发现与平和质相比，阳虚质外周血基因表达谱中，表达上调的位点有150个，表达下调的位点有117个。其中甲状腺激素受体β的下调，为阳虚质不能耐受寒冷的特点提供了分子生物学解释。用超导核磁共振谱仪分析阳虚质者血液的代谢组学特征，证实阳虚质者血液中脂肪酸的含量比平和质低，表明其产能成分不足，皮下脂肪含量较少，脂肪储备不足，因而不能抵御寒冷。应用红外热成像技术进行阳虚质健康测评，与其他体质相比，阳虚质呈现为全身凉偏离，尤以腹部为甚。

阳虚质面色柔白

古代医家多认为阳虚质“色白而肥”，如叶桂《温热论》云：“如面色白者，须要顾其阳气，湿胜则阳微也。”表明面色白为判定阳虚质的重要特征。通过面部图像分析系统对阳虚质面部特征采集的生理指标检测分析，发现阳虚质面部皮肤细腻，毛孔不明显，色斑、痤疮较少，皮肤状态比其他体质好。这符合阳虚质面色柔白色淡的特点。

阳虚质生理功能减退

阳虚质因为阳气缺乏，表现为虚象特征，全身生理功能减退。相关研究表明，与平和质相比，阳虚质血液中的低密度脂蛋白、脂肪酸、乳酸含量均较低，说明其能量代谢水平偏低。在有关阳虚质内分泌及免疫功能的研究中，发现阳虚质与下丘脑–垂体–甲状腺轴、下丘脑–垂体–肾上腺轴功能减退，以及环核苷酸系统和免疫功能紊乱具有一定的关联性。阳虚质不但对外来致病因子的防御能力减弱，调节内源性致病因素的能力也存在障碍，这些均易造成机体进入病理状态。阳虚质的生理功能减退也体现在睡眠上。《黄帝内经·灵枢·口问》曰："阳气尽，阴气盛，则目瞑。"即阳气缺乏，阳不出阴，心神失养则嗜睡。经过床垫式睡眠状态监测系统对夜间睡眠参数的对比，发现阳虚质组的深睡期百分比降低，总睡眠时间接近睡眠正常范围的上限。这表明阳虚质者相对嗜睡，而睡眠质量较差，醒后仍觉疲惫。

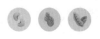

阳虚质膳食原则

阳虚者表现为畏寒怕冷、体温偏低、手足发凉，或腰背怕冷，或腰以下有冷痛感等。中国传统医学常常分为脾阳虚和肾阳虚，所以在饮食上要以温补脾肾为主。因为在五脏之中，肾固一身的阳气之根本，脾则为后天阳气的生化之源，故当着重补之。

阳虚质宜选用甘温补脾阳、温肾阳为主的药材和食材。药材有肉苁蓉、菟丝子、五味子、枸杞子、海狗肾、熟地、白术等；动物性食物有羊肉、兔肉、虾、带鱼、黄鳝等；谷类及豆类食物有糯米、高粱、黑芝麻、芡实等；果蔬类食物有核桃、大枣、板栗、腰果、松子、荔枝、桂圆、桑葚、生姜、韭菜、茴香等；其他食物有肉桂、辣椒、花椒等。

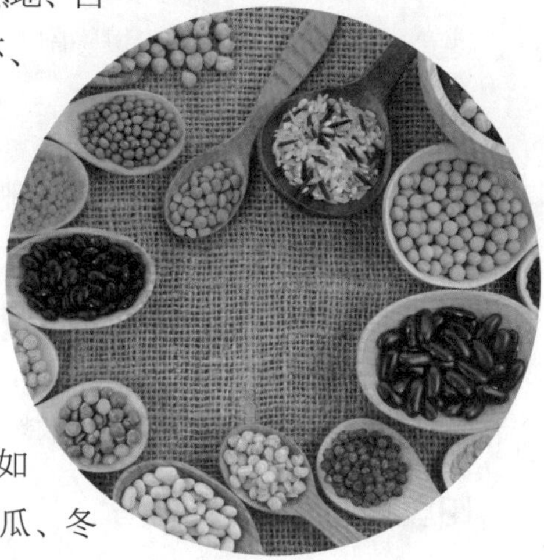

少食生冷、苦寒、黏腻的食物，如田螺、螃蟹、海带、紫菜、芹菜、苦瓜、冬瓜、西瓜、香蕉、柿子、甘蔗、梨、绿豆、蚕豆、绿茶、冷饮等。即使在盛夏也不要过食寒凉之品。

阳虚质食材推荐

肉桂

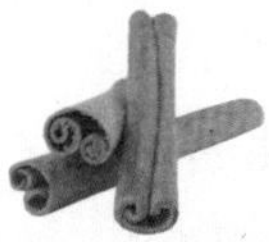

肉桂性大热，味辛、甘；归肾、脾、肝经。肉桂有补元阳、暖脾胃、除积冷、通血脉的功效。常用量为每剂1.5～4.5克，水煎服用，但肉桂的有效成分易挥发，不宜久煎。用于温中散寒、健胃时研末冲服较好，外用时研末调敷或浸酒涂擦。阴虚火旺、素有湿热、小便不利者及孕妇不宜使用。

茱萸肉

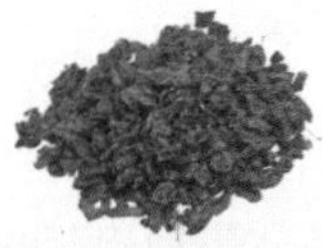

茱萸肉性微温，味酸、涩；归肝、肾经。茱萸肉有补益肝肾、涩精固脱的功效，还有较强的提高免疫力的作用。常用量为每剂5～10克，水煎服，也可入丸剂。本品虽补力较足，但药性平和，敛正气而不敛邪气，又能流通血脉，对体虚者尤其适宜。

茴香

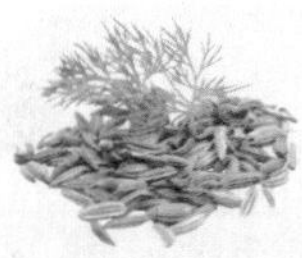

茴香性温，味辛；归肝、肾、脾、胃经。有散寒止痛、理气和胃的功效。主要作用为健胃，对胃有温和的刺激作用，能减少肠胃气胀，还有一定的镇痛作用，对胃肠痉挛或肌肉挫伤、扭伤痛都有一定的缓解作用。常用量为每剂3～6克。常与木香、干姜等同用，治疗胃寒呕吐食少、脘腹胀痛。阴虚火旺、肺胃有热者禁服。

艾叶

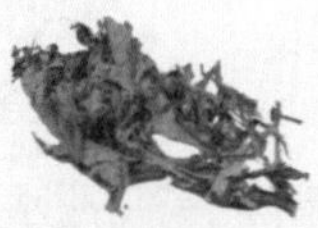

艾叶性温，味苦、辛；有小毒归肝、脾、肾经。有理气血、逐寒湿等作用。可水煎汤内服，每剂3～9克，或入丸、散或捣汁；外用可捣绒做炷或制成艾条熏灸，捣碎外敷、煎水熏洗或炒热温熨。单用艾叶水煎服，或与陈皮、生姜合用，可治疗脾胃虚寒所致的脘腹冷痛。阴虚血热者慎用。

虾

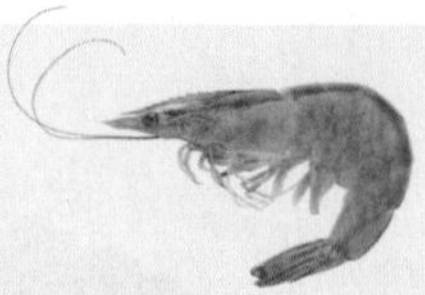

虾性温，味甘、咸；归脾、肾经。每日食用50～100克为宜。虾具有补肾、壮阳的功效。虾中富含优质蛋白质、不饱和脂肪酸、糖类、维生素A、维生素E以及钙、铁、锌、硒等，是很好的蛋白质来源。虾不要与茶、柿子等含大量鞣酸的食物同食，会降低蛋白质和钙的吸收利用。

羊肉

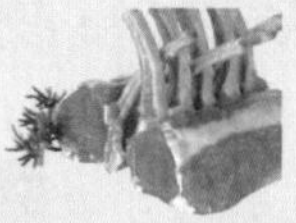

羊肉性热，味甘；归脾、肾经。每日食用50～100克为宜。羊肉具有补肾壮阳、温中补虚等作用。羊肉中含有丰富的优质蛋白质、脂肪、维生素B_1、维生素B_2和烟酸、铁、钙、磷等成分，尤其适合冬季食用。羊肉与韭菜、洋葱等辛温食物一同烹调，不但有助于去除羊肉的膻味，还可加强温补、壮阳的效果。

生姜

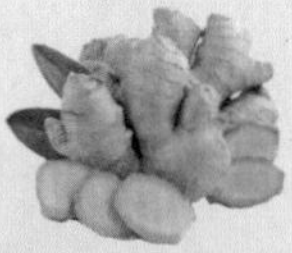

生姜性微温，味辛；归脾、胃、肺经。具有发汗解表、温中止呕、温肺止咳、解毒的功效，对外感风寒、胃寒呕吐、风寒咳嗽、过食寒凉所致的腹痛腹泻等病症有一定的食疗作用。常用量为每剂3～10克，水煎服或捣汁冲服。生姜与羊肉同食，能温补阳气，适合在冬季食用；生姜、红糖煎汤趁热服，可治疗风寒感冒轻症。阴虚内热者不宜食用生姜。

辣椒

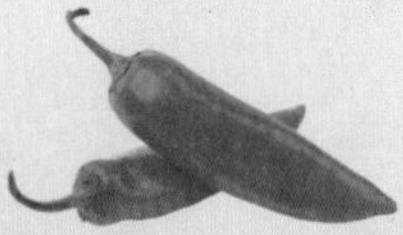

辣椒性热，味辛；归脾、心经。辣椒可温中散寒，开胃消食，除湿。辣椒含有丰富的辣椒素，有助于刺激唾液和胃液分泌、促进消化、提高食欲、加速新陈代谢、增强体力，能减轻风寒感冒症状。阴虚火旺者不宜多吃辣椒。儿童也不宜吃过辣的辣椒，可选择柿子椒。

榴莲

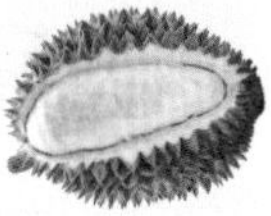

榴莲性热，味辛、甘；归肝、肾、肺经。有健脾补气、补肾壮阳、活血散寒、缓解经痛的功效。榴莲性热，不可大量食用，也不宜与羊肉、姜等辛温燥热的食物同吃，会引起咽干、燥热等不适症状。

花椒

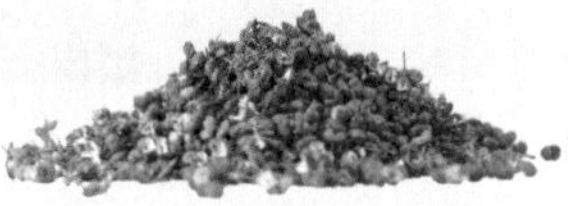

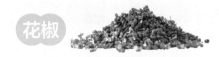

花椒性温，味辛；有小毒；归脾、胃、肾经。常用量为1～6克。具有芳香健胃、温中散寒、除湿止痛、杀虫解毒、止痒解腥的功效。一般作为调味料食用，也可药用。花椒搭配各种肉类食用，可去腥、开胃。

韭菜

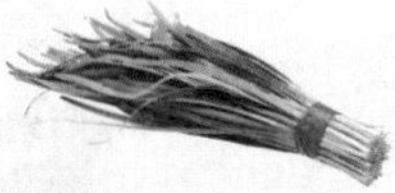

韭菜性温，味辛；归肝、胃、肾经。每日食用200克左右为宜。有温肾助阳、益脾健胃、行气理血的功效。韭菜搭配鸡蛋、虾仁等炒食，口感鲜香，又可温补肾阳。

洋葱

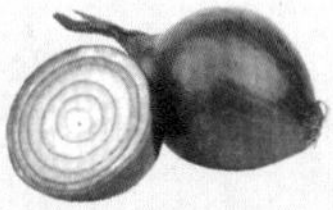

洋葱性温，味甘、微辛；归肝、脾、胃经。每日食用100～200克为宜。具有散寒发汗、健胃祛痰、杀菌等功效。常食洋葱能帮助防治流行性感冒。洋葱与牛肉搭配食用，可健脾补肾、温经活血。

胡椒

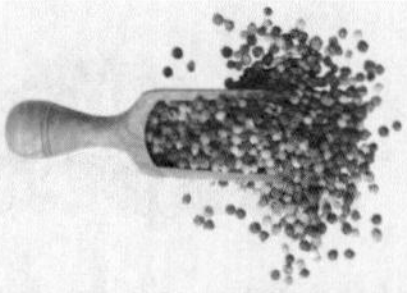

胡椒性热，味辛；归胃、大肠经。常用量为0.5～4.0克。胡椒有温中下气、和胃、消痰解毒的功效。胡椒搭配干姜，可治疗脾胃受寒所致的脘腹冷痛、腹泻；胡椒搭配羊肉，既可去除腥味，又能温中散寒，对阳虚体质者是很好的补益食物。但阴虚内热者不宜多食用胡椒。

香菜

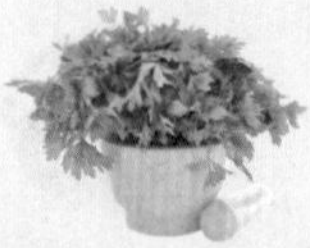

香菜性温，味辛；归肺、胃、肝经。每日食用5～20克为宜。香菜有发汗透疹、消食下气、暖脾胃、通利肠道的作用，主治消化不良、胃弱少食、食物积滞等。香菜与羊肉搭配，可温经散寒、补肾壮阳，适合阳虚体质及冬季食用。但香菜不可多吃、常吃。

核桃

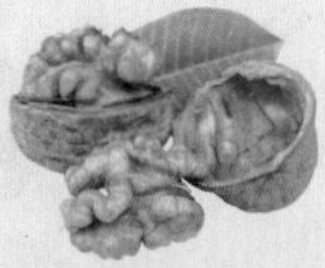

核桃性温，味甘；归肺、肾经。核桃能补肾助阳、温肺定喘、润肠通便，适合阳虚质食用，适合生吃、水煮、糖蘸、烧菜等多种食法。核桃每天吃5～6个为宜。凡阴虚火旺、痰热咳嗽、便溏腹泻、素有内热盛及痰湿重者均不宜食用。

黑芝麻

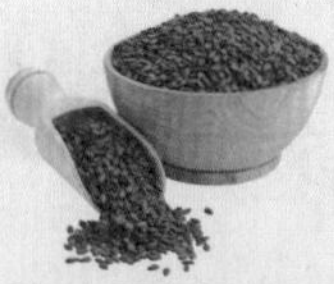

黑芝麻性平，味甘；归肝、肾经。具有补肝肾、润肠燥、抗氧化、保护心血管、促进新陈代谢、增强免疫力的功效，适合阳虚质食用。

阳虚质中医食疗方

肉桂米粥——扶补元阳、温经散寒

◎ 材料：大米100克，肉桂4克，葱花、盐各适量

◎ 制作：大米洗净，清水浸泡半小时。肉桂洗净，加适量清水煎煮，取汁弃渣。锅内放适量清水及肉桂汁煮沸，放入大米煮沸后转小火煮至黏稠，加盐拌匀调味，再撒上葱花即可。

茱萸肉玉米粥——温补肝肾

◎ 材料：大米100克，玉米粒30克，茱萸肉、盐、葱花各适量

◎ 制作：大米洗净，清水浸泡；茱萸肉洗净泡软。锅内加适量清水煮沸，放大米、玉米粒、茱萸肉，大火煮沸转小火，熬至粥浓稠加盐调味，撒上葱花即可。

茴香青菜粥——温补肝肾、理气散结

◎ 材料：大米100克，茴香5克，青菜适量，盐、胡椒粉各2克

◎ 制作：大米洗净，清水浸泡半小时；青菜洗净，切丝。锅内加适量清水煮沸，放入大米煮至米粒熟软。加入茴香同煮至熟，再入青菜，以小火煮至浓稠状，调入盐、胡椒粉拌匀即可。

艾叶煎鸡蛋——补气养血

◎ 材料：嫩艾叶80克，鸡蛋4个，盐、植物油各适量

◎ 制作：艾叶洗净，切碎末；鸡蛋磕入碗中，搅打至发泡，加适量盐及艾叶拌匀。锅内倒适量植物油烧热，倒入蛋液煎成蛋饼，至两面呈金黄色即可。

双椒炒虾仁——补肾壮阳、补虚安神

◎ 材料：虾仁200克，核桃仁80克，青椒、红椒各50克，盐3克，鸡精、白醋、食用油各适量

◎ 制作：虾仁去肠、洗净，青椒、红椒切丁。油锅置火上，入虾仁滑炒片刻，再放入青椒、红椒、核桃仁一起炒至五成熟时，加盐、鸡精、白醋调味，加少许水炒熟即可装盘。

韭菜拌虾仁——温肾壮阳

◎ 材料：韭菜150克，虾200克，蒜5克，盐3克，味精2克

◎ 制作：将韭菜洗净切成段，虾取虾仁备用，蒜剁成蓉。锅中加水烧沸，将韭菜段和虾仁分别煮熟后捞出。将韭菜段和虾仁一起装入碗内，放入调味料拌匀即可。

洋葱炒猪肝——温经散寒、健脾暖胃

◎ 材料：猪肝150克，洋葱100克，酱油、芝麻油、葱、姜、辣椒、料酒、盐、味精、食用油各适量

◎ 制作：猪肝洗净切片，用盐、酱油、料酒腌15分钟；洋葱切块。热油将辣椒、姜片炒香，放入猪肝、洋葱炒熟。加盐、味精、酱油、芝麻油、葱调味，翻炒均匀，出锅盛盘即可。

海带姜汤——祛风散寒、消肿散结

◎ 材料：海带100克，夏枯草10克，白芷10克，姜5片

◎ 制作：海带泡发，洗净切条；夏枯草、白芷洗净，煎取药汁备用。将海带、生姜、药汁一起放入锅中，大火煮沸，转小火再煮60分钟即可，趁热饮用。

韭菜猪骨粥——温补祛寒

◎ 材料：猪骨500克，韭菜50克，大米80克，料酒4毫升，盐3克，味精2克，姜末、葱花各适量

◎ 制作：猪骨洗净斩块，沸水汆烫冲净；韭菜切段。猪骨入锅，加清水、料酒、姜末大火煮沸，下入大米煮至米粒开花。转小火，放入韭菜，熬煮成粥，加盐、味精调味，撒上葱花即可。

阳虚质生活起居调养

通俗地说，阳虚者就是阳气不足，可以通过精神心理和饮食上加以调理。人们常说的“三阳开泰”最早出于《易经》，认为冬至是“一阳生”，十二月是“二阳生”，正月则是“三阳开泰”。“三阳”表示阴气渐去、阳气始生，冬去春来，万物复苏，也就是说春夏阳气最为旺盛，也是最佳补益的时候。

春季

立春时，肝气应机而发，阳虚体质者养肝之升发就应该多吃一些辛温、升散、甘缓的食物，如韭菜、大枣、糯米等。春季阳关缓和温暖，可以借助自然界阳气之助培补阳气，坚持到户外进行运动，最好是以拉伸舒缓为主，如散步、体操、慢跑等，有助于血液循环，改善阳虚体质者手脚不温的症状，但户外运动也要注意做好保暖防风。

夏季

立夏时节，自然界的变化是阳气渐长、阴气减弱，相对于脏腑来说，是肝气减弱、心气渐强，阳虚体质者就应该补肾助肝、调养胃气，食物有红豆、枸杞子、核桃等。但饮食宜清淡，不能过食肥腻。运动不要过于激烈，防止过度出汗，阳虚体质者可以选择一些比较平和的运动，如散步，而且要上午锻炼，因为阳气是从早晨开始生发的，活动身体有利于阳气茁壮成长。这些对于阳虚体质都有一定的好处。

秋季

秋季早晚变得凉爽，白天却依旧酷热如暑，所以阳虚体质者应该早卧早起，不可脱衣贪凉。阳虚体质者还要特别关注秋凉，注意胃部保暖，饮食上宜以温、软、淡、素为主，可多吃一些温阳健胃和滋补肝肾的食物，如糯米、黑豆等。

冬季

阳虚体质者最怕就是过冬天，因为冬天外界环境寒冷，加上阳虚体质者本身就手足不温，平日怕冷，所以出现的症状就会更加明显。像这种体质在冬天除了要注意保暖之外，还要多做运动，多吃一些温热的食物，如羊肉、鹿肉等，切记不能吃寒凉的食品。注意不要熬夜，冬天睡觉时间应该不超过晚上11时。

平时家里的环境应该保持通风向阳，让孩子多见见阳光。日常生活中还要注意孩子关节、腰腹、颈背部、脚部的保暖。天热时用空调、电风扇也不要当面吹，以免受到风寒。

此外，阳虚质性格沉静、内向，因此要加强精神调养，宜保持积极向上的心态，尽量避免和减少悲伤、惊恐等不良情绪的影响。

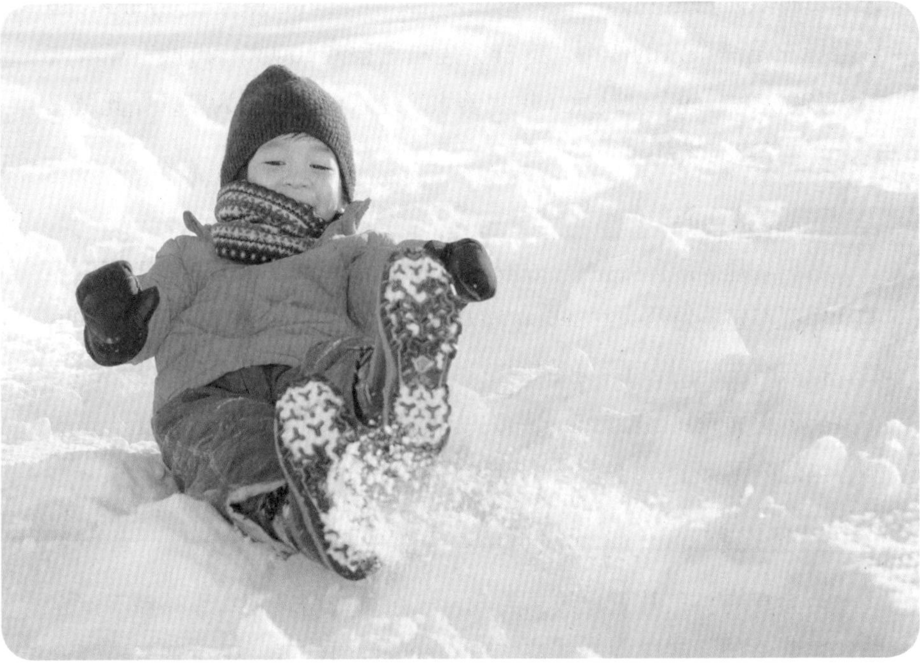

阳虚质中医疗法

按摩疗法

◎ 按揉鼻部两侧

可教孩子自行先将双手大鱼际摩擦至发热，再贴于鼻梁两侧，自鼻根至迎香穴反复按摩至局部觉热为度，或以两手中指于鼻梁两边按摩20~30次；亦可用手掌心按摩面部及颈后、枕部皮肤，每次10~15分钟。

◎ 揉按涌泉

睡前热水沐足，也可煮生姜水沐足。沐足时随时加热水，先温后热，以不烫为宜。随即搓脚心，脚心的人字纹处有涌泉穴，属肾经。先以右脚足趾着盆底，使足跟露在水上，用左足心擦搓右足后跟，起到擦搓左足涌泉穴的作用。这样擦搓左涌泉穴100次，再换右涌泉穴擦搓100次为一轮。兑热水（热生姜水）使水温不烫足为度。如此做三轮，左右各300次即可。

◎ 摩擦足心

每日临睡前取仰卧位，微屈小腿，以两足心紧贴床面，做上下摩擦的动作，至足心发热。并辅以按摩双侧足三里（位于胫骨外侧约一横指处，找穴时左腿用右手、右腿用左手，以食指第二关节沿胫骨上移，至有突出的斜面骨头阻挡为止，指尖处即为此穴）、三阴交（位于小腿内侧，当足内踝尖上3寸，胫骨内侧缘后方）等。

针灸推拿

百会具有益气升阳之效，关元、气海具有培元固本、补益下焦之功。三穴合用，既可交会任督二脉，又可益气培元、升举阳气。肾为先天之本，取肾俞可补益肾气；脾胃为后天之本，取足三里可调理脾胃、补益气血，使后天得以充养先天。故诸穴合用，可使气血渐旺、阳气渐充。

百会：两侧耳尖连线之中点处。

肾俞：背部，第2腰椎棘突下，旁开1.5寸。

气海：位于下腹部，前正中线上，脐下1.5寸。

关元：位于下腹部，前正中线上，脐下3寸。

足三里：膝关节弯曲成直角，髌骨下方凹陷处向下四横指，离胫骨前嵴约一横指即是。

操作：百会用平刺法，留针30分钟，不行针。其余穴位可行针刺补法，或正面、背面交替使用温针灸。居家保健可用温和灸方法，点燃艾条或借助温灸盒，对穴位进行温灸，每次10～15分钟，以皮肤微微潮红为度。每周进行1～2次。关元还可采用掌根揉法，按揉每穴2～3分钟，每天1～2次。也可配合摩擦腰肾法温肾助阳，方法是以手掌鱼际、掌根或拳背摩擦两侧腰骶部，每次操作约10分钟，以摩至皮肤温热为度，每天1次。

艾灸疗法

灸涌泉，睡前先用温热水泡足10～15分钟后仰卧于床，露出双脚（冬天注意保暖），家长用艾条对孩子涌泉穴施行温和灸，以孩子感到脚底有温热舒适感但不烫为度，每穴灸5～20分钟。15天为一个疗程。

阳虚质运动调养

阳虚质运动最主要是避风寒。阳虚质宜在阳光充足的环境下适当进行舒缓柔和的户外活动，日光浴、空气浴是较好的强身壮阳之法。根据中医学“春夏养阳，秋冬养阴”的观点，阳虚质锻炼时间最好选择春夏，一天中又以阳光充足的上午为最好时机，其他时间锻炼则应当在室内进行。冬季要避寒就温，春夏季多晒太阳，每次不得少于30分钟。

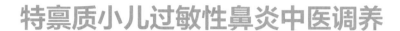

特禀质小儿过敏性鼻炎中医调养

遗传因素作为体质形成的先天因素，对体质形成起着决定性作用，最能体现这一点的是特禀质。特禀质过敏性鼻炎患者除鼻痒、打喷嚏、流清涕和鼻塞外，可有湿疹、哮喘病史，发病时鼻痒明显，可伴眼部瘙痒、全身皮疹等。特禀质是由于禀赋不足或禀赋遗传等因素造成的特殊体质，包括易过敏与各种先天疾病、缺陷。特禀质者应以益气固表、调补脾肺肾为原则，多食清淡食物，远离过敏原。

形成特禀质的原因

形成特禀质的原因有先天禀赋不耐、遗传等，或环境因素、药物因素等。

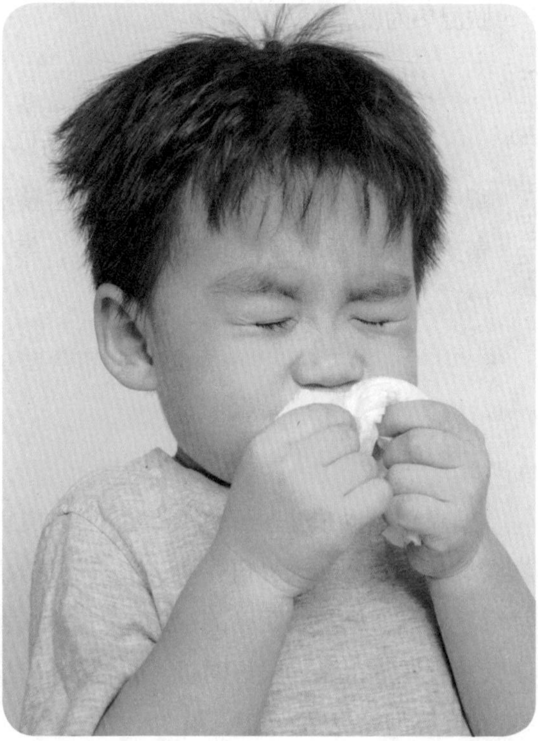

特禀质大多由遗传而得，即先天禀赋不足。过敏体质者一定要尽量避免与引起过敏的物质接触，因为多接触一次，体内针对过敏物的免疫物质也就多一分，反应会更剧烈；相反，如果长期不与过敏物质接触，那么相应的抗体会逐渐减少，过敏反应也会减轻。常见的致敏源主要有食物、化学物质或是环境中的某些物质。

食物	任何食物都可能是诱因，但最常见的是牛奶、鱼、虾、肉、蛋、豆子和干果，因为这类食物中含有丰富的蛋白质。此外，由于食品加工业的发展，大量食品中含有添加剂、保鲜剂、食物色素、抗氧化剂，这些也是不容忽视的过敏原
药物	青霉素、阿司匹林、巴比妥、抗抑郁药、疫苗等药物，或食用了被药物污染的肉类，可引起过敏症状
环境物质	空气中的花粉、柳絮、尘螨，农田中的农药挥发物或冷空气可被吸入鼻腔刺激呼吸道黏膜，引起强烈的打喷嚏、流涕、咳喘等症状
皮肤接触物	某些内衣纤维材料、有刺激性的化妆品、各种射线，包括过强的阳光中的紫外线照射
自身抗原	比如精神紧张、工作压力、受微生物感染、电离辐射、烧伤等因素影响而构成的自身组织抗原，以及由于外伤或感染而释放的自身隐蔽抗原，也可能成为过敏原

特禀质的特点

特禀质一般无特殊的形体特征。常见哮喘、风团、咽痒、鼻塞、打喷嚏等，容易伴随焦虑紧张，易患哮喘、荨麻疹、花粉症及药物过敏等，对外界环境适应能力差，对易致敏季节适应能力差，易引发宿疾。由于先天禀赋、环境因素和药物因素等的不同影响，特禀质的形体特征、心理特征、常见表现、发病倾向等方面存在诸多差异。

从中医角度看，过敏的原因多与“虚”证有关，有先天和后天之分。过敏体质有一定遗传性，也就是我们常说的先天体虚，这个多与“肾虚”有关。而肾主要管理人的生殖，所以肾在下一代体质的遗传和形成的过程中起着决定性作用。当父母气血阴阳不足或有偏颇之时，这些气血阴阳不足或有偏颇就可通过生殖之精传递给后代，就会出现先天禀赋不足的过敏体质。简单地说，先天禀赋决定了体质的主要状况，就像生命的初稿，尽管经过后天的反复修改，表面也可能发生变化，实质却变化不大，而过敏体质就是先天不足而形成的生命的初稿。

同样，现代医学明确地指出过敏性体质与遗传基因有关，不过他们把这种先天不足称为免疫缺陷。肺主气、主皮毛，所以特禀体质者在呼吸系统及皮肤上反映出来的症状，源头往往是在肺脏，调理就需要从肺上下功夫，培本而固表，补肾纳气、健脾化痰。

特禀质膳食原则

特禀质的人在饮食方面应该特别注意，一要细心，通过检查或生活中留意自己对什么食物易过敏，日常的饮食中严格避免接触这些食物；二要通过合理膳食改善体质，减轻过敏反应。

特禀质饮食宜清淡、均衡，粗细搭配适当，荤素配置合理，在排除过敏原的前提下，多吃一些益气固表的药材和食物，如人参、防风、灵芝、黄芪、山药、太子参、糯米、羊肚、燕麦、大枣、泥鳅、乌梅、金橘、马齿苋。

少食荞麦（含致敏物质荞麦荧光素）、蚕豆、白扁豆、牛肉、鲤鱼、虾、蟹、茄子、酒、辣椒、浓茶、咖啡等辛辣之品、腥膻发物和含致敏物质的食物。许多精加工的食品中含有大量添加剂，这些物质都有致敏的可能性，而长期食用含有大量人工合成添加剂、防腐剂的食物，会损伤脾胃、损耗人体先天之精气，加重过敏反应。

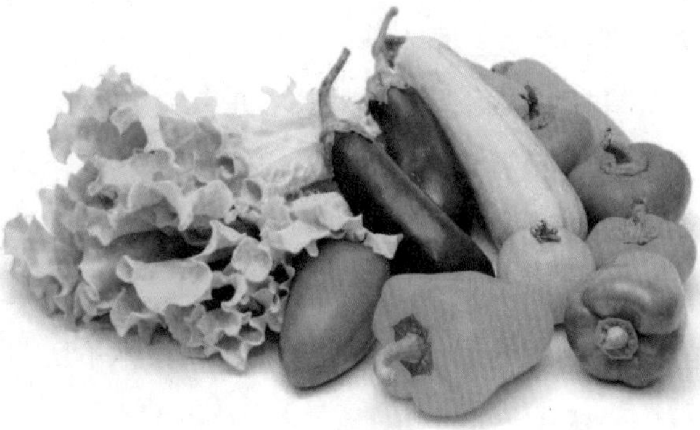

特禀质食物推荐

灵芝

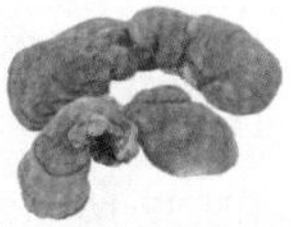

灵芝性平，味甘；归心、脾、肺经。《神农本草经》载：“赤芝……久食轻身不老，延年，神仙。”传统观点认为灵芝具有滋补强壮、安神定志等功效。近年来临床试验表明，灵芝除了能抑制IgE抗体的产生、防止肥大细胞脱颗粒、抑制支气管黏液外，对于Ⅰ~Ⅳ型超敏反应都有效，适合特禀质食用。

生黄芪

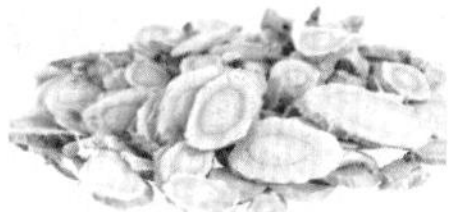

生黄芪性微温，味甘；归脾、肺经。《本草备要》谓其“生用固表，无汗能发，有汗能止，温分肉，实腠理，泻阴火，解肌热；炙用补中，益元气，温三焦，壮脾胃”。生黄芪具有补气、益卫、固表等功效，特禀质可经常食用。现代研究表明，黄芪可增强机体免疫功能，促进机体代谢。

防风

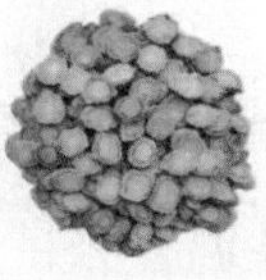

防风性微温，味辛、甘；归膀胱、肺、肝、脾经。能祛风解表、胜湿止痛，其祛风镇痛效力强而不过燥，是风药中的润药。主治外感风寒、头痛目眩、颈项强急、风寒湿痹、骨节酸痛、四肢挛急、破伤风。防风与黄芪、白术同用，为常用方玉屏风散，可治疗表虚不固、外感风邪所致的过敏性鼻炎等免疫疾病。常用量3~9克，水煎服。

白术

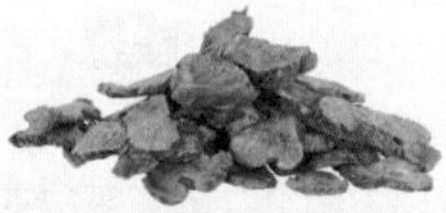

白术性温，味苦、甘；归脾、胃经。有健脾益气、燥湿利水、止汗的功效。常用于脾胃气弱、倦怠少气、虚胀腹泻、水肿、黄疸、自汗等病症的治疗。白术与补气健脾的人参、茯苓同用，可治疗脾胃气虚、运化失常所致的食少便溏、脘腹胀满、倦怠无力等。

白芷

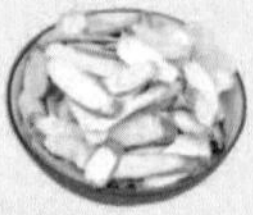

白芷性温，味辛；归肺、胃经。可祛风燥湿、消肿止痛。对风寒表证、头痛、眉棱骨痛、齿痛、鼻渊、寒湿腹痛、皮肤燥痒有显著疗效。常用量3～9克，水煎服或入丸、散。白芷与苍耳子、辛夷花同用，治鼻流浊涕、量大不止并伴有头痛；与防风、羌活等配伍，能发散风寒，通鼻窍，止头痛，治外感风寒、头痛、鼻塞。白芷使用不宜过量，超量使用易中毒。

薄荷

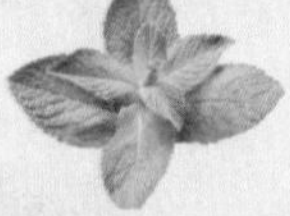

薄荷性凉，味辛；归肺、肝经。有疏风散热、辟秽解毒的功效。治外感风热头痛、目赤、咽喉肿痛、食滞气胀、口疮、牙痛。常用量3～6克，水煎时后下。与金银花、连翘等配伍，治风热侵袭或温病初起，症见发热、微恶风寒、头身疼痛等。肺虚咳嗽、阴虚发热者不宜用薄荷。

甘草

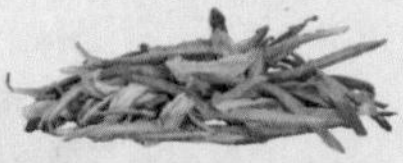

甘草性平，味甘；归脾、肺经。可补脾益气、清热解毒、祛痰止咳、缓急止痛、调和诸药。用于脾胃虚弱、倦怠乏力、咳嗽痰多、脘腹、四肢挛急疼痛等症，还可缓解药物之毒性、烈性。常用量1.5～10.0克，水煎服。甘草与人参、白术、茯苓同用，可补脾益气，调节免疫功能，治疗脾气虚所致的气短乏力、食少便溏。

糯米

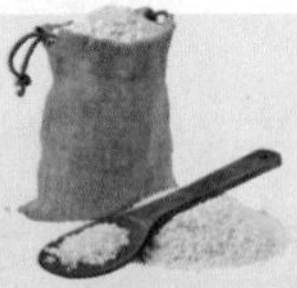

糯米性温，味甘；归脾、肺经。每日食用50克左右为宜。糯米可补中益气、健脾止泻。能够缓解气虚所导致的盗汗，劳动损伤后气短乏力等症状。适合贫血、腹泻、脾胃虚弱、神经衰弱者食用。糯米与莲藕搭配，可清热生津、调和气血；与山药搭配，可健脾补气、固表防敏。消化不良、腹胀、咳嗽、痰黄、发热患者不宜多吃糯米。

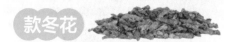

款冬花

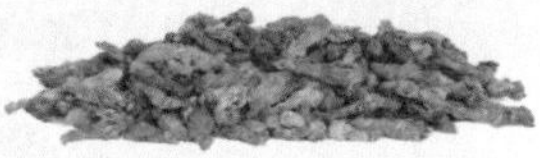

款冬花性温，味辛；归肺经。有润肺下气、止咳平喘、祛痰的功效。主治咳嗽、气喘、肺萎，对外感内伤、寒热虚实证引起的咳嗽，尤其是肺虚久咳不止者皆可使用。阴虚劳嗽、肺火燔灼、肺气雍实者不可用款冬花。

羊肚

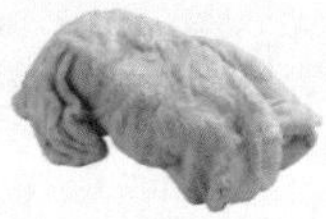

羊肚性温，味甘；归脾、胃经。每日食用50～100克为宜。羊肚有健脾补虚、益气健胃、固表止汗的功效。羊肚与无花果搭配食用，可益气固表、调节免疫力、防癌抗癌。

松子

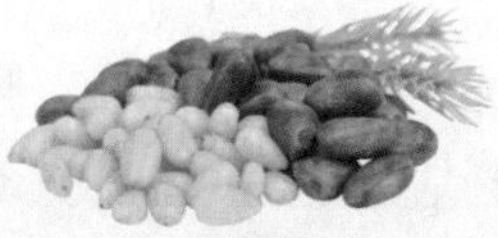

松子性温，味甘、苦；归肝、肺、大肠经。每日食用20～30克为宜。松子具有强阳补骨、滋阴养液、补益气血、软化血管、润燥滑肠的功效。松子中所含的维生素E、不饱和脂肪酸和钙、铁、磷等，能够调节机体免疫功能。腹泻者不宜多吃松子。

香菇

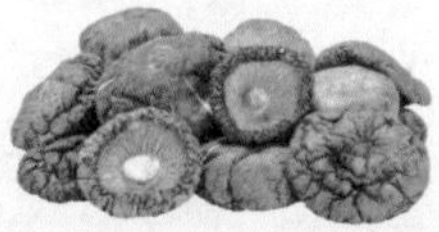

香菇性平，味甘；归肝、胃经。每日食用200克左右为宜。有补肝肾、健脾胃、理气血、益智安神、化痰理气的功效。常吃香菇能提高机体细胞免疫功能。香菇与牛肉搭配食用，可以补气养血，调节免疫力，促进新陈代谢，适于特禀质者食用。

金针菇

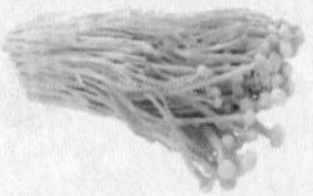

金针菇性凉，味甘；归脾、大肠经。每日食用200克左右为宜。金针菇有益肠胃、调节免疫力的功效。金针菇中丰富的多糖类是调节免疫力作用的来源。金针菇适宜搭配西蓝花食用，可调节免疫力。

蜂蜜

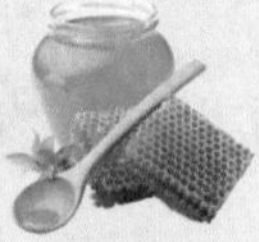

蜂蜜性平，味甘；归脾、肺、大肠经。每日食用5～30克为宜。蜂蜜有调补脾胃、缓急止痛、润肺止咳、润肠通便的功效。在排除过敏原的前提下，蜂蜜搭配牛奶能够健脾和胃、安神助眠。

乌梅

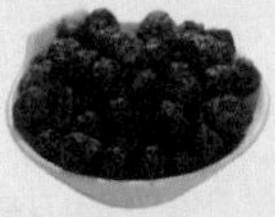

乌梅性温，味酸、涩；归肝、脾、肺、大肠经。《神农本草经》言其“主下气，除热，烦满，安心，肢体痛，偏枯不仁，死肌，去青黑痣，恶疾”；《本草纲目》云其“敛肺涩肠，治久嗽，泻痢，反胃噎膈，蛔厥吐利”。传统观点认为乌梅具有敛肺止咳、涩肠止泻、安蛔止痛、生津止渴之效。现代研究证实，乌梅对多种致病菌及真菌有抑制作用，且能增强机体的免疫功能，具有抗过敏作用，尤其适合特禀质人群食用。

马齿苋

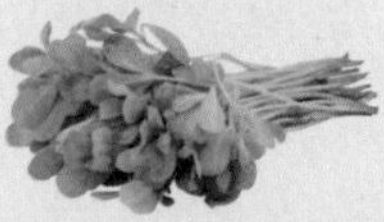

马齿苋性寒，味酸；归大肠、胃经。马齿苋具有清热解毒、凉血止痢、宽中下气、除湿通淋的功效，最善解痈肿热毒，亦可做敷料，对改善面部痤疖、脓疱粉刺等较有帮助。现代研究表明，马齿苋鲜草对多种致病性真菌有抑制作用。以马齿苋为主的药膳适合特禀质易发荨麻疹、湿疹等皮肤过敏疾病者食用。

金橘

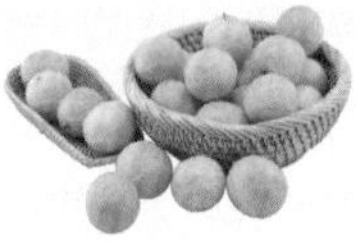

金橘性温，味辛、甘；归肺、脾、胃经。《本草纲目》记载其“下气快膈，止渴解酲”；《随息居饮食谱》言其“醒脾，辟秽，化痰，消食”。传统观点认为金橘具有理气、解郁、化痰、止渴、消食、醒酒之功。现代研究认为金橘具有抗炎等功效，适合特禀质，特别是伴有变异性咳嗽者食用。

胡萝卜

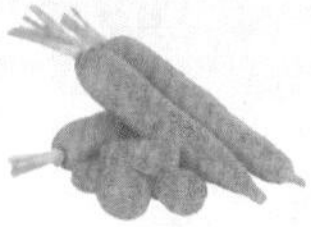

胡萝卜性平，味甘、涩；归心、肺、脾、胃经。每日食用100～200克为宜。胡萝卜有健脾和胃、补肝明目、清热解毒、壮阳补肾、透疹、降气止咳等功效。胡萝卜中的胡萝卜素为维生素A的前体物质，熟食吸收最好，所以宜搭配牛肉等炒或炖食，可治疗夜盲症、毛囊角化症，改善视力。

花菜

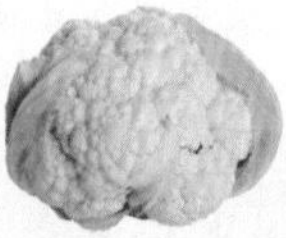

花菜性凉，味甘；归肝、肺经。每日食用100～200克为宜。花菜可补肾填精、健脑壮骨、补脾和胃、调节免疫力。花菜与番茄、青椒等同吃，可补充丰富的维生素C、调节免疫力。

大蒜

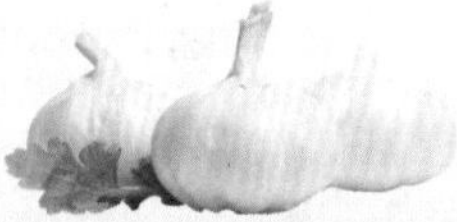

大蒜性温，味辛；归脾、胃、肺经。每日食3～10克为宜。大蒜可温中消滞、杀菌解毒。大蒜与香菇、杏鲍菇等菌菇类搭配食用，能够调节免疫功能、清除体内自由基，对过敏性体质者很有益。但大蒜有一定辛辣刺激性，胃炎、胃溃疡和肝病患者，阴虚火旺的人不宜多吃大蒜。

特禀质中医食疗方

胡萝卜大骨汤——润肠通便、补肾强筋

◎ 材料：玉米250克，排骨100克，胡萝卜100克，盐5克，枸杞子15克

◎ 制作：玉米洗净切段；胡萝卜洗净切块；排骨洗净切块；枸杞子洗净备用。排骨放入碗中，撒上盐，腌渍片刻。烧沸半锅水，将玉米、胡萝卜焯水，排骨汆水，捞出沥干水。砂锅中放适量水，烧沸后倒入全部材料，煮沸后转慢火煲2小时，加盐调味即可。

蜂蜜蒸萝卜——润肺益气、润肠通便

◎ 材料：白萝卜1个，蜂蜜100克

◎ 制作：萝卜洗净去外皮，挖空萝卜中心的肉。将挖空的萝卜中装入蜂蜜，放入大瓷碗中盖好，隔水蒸熟即可。

松仁荷兰豆——开胃消食、养阴生津

◎ 材料：松仁20克，荷兰豆250克，干辣椒20克，芝麻油10毫升，盐5克，食用油适量

◎ 制作：松仁、荷兰豆分别洗净，再放开水中焯熟，盛起凉凉，把荷兰豆切成细丝。干辣椒洗净切丝，下油锅炝香，加入松仁、荷兰豆一起炒匀，加盐调味，淋上芝麻油即可。

糯米莲藕——健脾益胃、止泻固精

◎ 材料：莲藕250克，糯米100克，白糖、饴糖各适量

◎ 制作：莲藕洗净去皮，在顶端切开一小段；糯米洗净，浸涨后灌入莲藕的大段，盖上小段，用牙签固定。将备好的藕段放入锅中，倒入适量水，加入白糖、饴糖，用猛火烧开后改用文火慢煮。煮至藕熟起糖皮，取出切片，装盘后淋上糖浆即可。

甘草瘦肉汤——疏肝解郁、养心安神

◎ 材料：瘦肉400克，甘草、小麦、大枣各适量，盐2克

◎ 制作：瘦肉洗净，切块，氽去血水；甘草、小麦、大枣均洗净备用。将瘦肉、甘草、小麦、大枣放入锅中，加入适量清水，大火煮开，转小火炖2小时，调入盐即可食用。

薄荷鸭汤——清热泻火、利咽爽喉

◎ 材料：嫩薄荷叶30克，百合10克，玉竹10克，水鸭400克，姜3片，盐2克，食用油适量

◎ 制作：水鸭肉洗净，斩成小块；嫩薄荷叶洗净；百合、玉竹洗净备用。锅中加水烧沸，下鸭肉块氽去血水，捞出。净锅放油烧热，下入姜片、鸭肉块炒干水分，加入适量清水，倒入煲中大火煲30分钟，再下入薄荷叶、玉竹、百合，转小火煮10分钟，最后加盐调味即可。

川芎白芷炖鱼头——散寒解表、通络止痛

◎ 材料：鱼头1个，川芎10克，白芷10克，枸杞子少许，食用油、盐各适量

◎ 制作：鱼头去鳞、去鳃，洗净后对半剖开，下入热油锅稍煎；川芎、白芷洗净；枸杞子泡发洗净。汤锅内加入适量清水，放入川芎、白芷、枸杞子煮10分钟，待发出香味后加入鱼头。用小火保持微沸，炖煮至汤汁呈乳白色，调入盐即可。

款冬花百合饮——清热润肺、清心安神

◎ 材料：款冬花12克，百合10克，白糖适量

◎ 制作：将款冬花和百合用清水洗净。然后将百合入锅加水适量煎汁，取其汁液加入白糖、款冬花冲泡10分钟，可频饮。

咸蛋糯米卷——健脾益胃

◎ 材料：糯米饭300克，咸蛋黄3个，腐皮1张

◎ 制作：腐皮边缘修剪整齐，在腐皮上摆上糯米饭；将咸蛋黄切成两半，再将切好的咸蛋黄放于糯米饭上。将腐皮卷起来，直至盖住糯米饭，再上笼蒸10分钟即可。

白术猪骨粥——健脾补肾、壮骨补虚

◎ 材料：大米150克，猪腿骨120克，枸杞子10克，白术适量，盐3克，香菜6克，葱花5克

◎ 制作：枸杞子、白术洗净；猪腿骨洗净，入沸水中汆烫，捞出，再下入沸水锅中煮至汤呈白色；大米淘净，泡好。将猪腿骨连汤倒入锅中，下入大米煮开，再下入白术、枸杞子，慢熬成粥，调入盐，撒上香菜和葱花即可。

防风青菜粥——祛湿发表、清热润肠

◎ 材料：防风适量，青菜少许，大米100克，盐2克

◎ 制作：将大米泡发洗净；防风洗净，用温水稍微泡至回软后，捞出沥干水分。锅置火上，倒入清水，放入大米，以大火煮至米粒绽开。加入防风同煮至浓稠状，再下入青菜稍煮5分钟，加盐拌匀入味即可。

灵芝黄芪炖猪瘦肉——补脾益肺

◎ 材料：野生灵芝（无柄赤芝为佳）15克，黄芪15克，猪瘦肉100克，盐、葱、生姜、料酒、味精各适量

◎ 制作：灵芝、黄芪洗净，切片备用。猪瘦肉洗净，切成2厘米见方的块，放入锅内，再加入其他材料及水适量。锅置武火上烧沸后，改用文火炖至猪瘦肉熟烂即成。

乌梅黄芪固表粥——养血消风、扶正固表

◎ 材料：乌梅15克，黄芪20克，当归12克，粳米100克，冰糖适量

◎ 制作：乌梅、黄芪、当归放砂锅中加水煎开，再用小火慢煎成浓汁。取出药渣后再加水煮粳米成粥，加冰糖趁热食用。

辛夷花煲鸡蛋——祛风、通窍、止痛

◎ 材料：辛夷花12克，鸡蛋2个

◎ 制作：辛夷花用清水稍浸泡，洗净。然后与鸡蛋一起放进瓦煲内，加入清水750毫升，武火煲沸后改为文火煎约1小时，然后捞起鸡蛋，放进清水片刻，去蛋壳后再放进瓦煲内煲片刻即成。

葱白大枣鸡肉粥——养血、祛风、宣窍

◎ 材料：粳米100克，大枣10颗，连骨鸡肉100克，姜、葱白、香菜各少许

◎ 制作：粳米、大枣（去核）、连骨鸡肉分别洗净；姜切片；香菜、葱白切末。锅内加水适量，放入鸡肉、姜片大火煮开，然后放入粳米、大枣熬45分钟左右。最后加入葱白、香菜，调味服用。

蒜泥菠菜——杀菌消炎

◎ 材料：菠菜500克，大蒜1头，醋、芝麻油各10毫升，白糖、味精、盐各3克

◎ 制作：菠菜择洗干净，入沸水中稍烫，捞出沥干水分，切成小段，撒盐拌匀。大蒜去皮捣碎，放入碗中，加盐、白糖、味精调成蒜泥。将蒜泥淋在菠菜上，再调入醋、芝麻油，拌匀即可。

白术内金大枣粥——健脾益胃、养血消食

◎ 材料：大米100克，白术、鸡内金、大枣各适量，白糖4克

◎ 制作：大米泡发洗净；大枣、白术均洗净；鸡内金洗净，加水煮好，取汁待用。锅置火上，加入适量清水，倒入煮好的汁，放入大米，以大火煮开。再加入白术、大枣煮至粥呈浓稠状，调入白糖拌匀即可。

薄荷椰子杏仁鸡汤——滋阴清热、益气补虚

◎ 材料：薄荷叶10克，椰子1个，杏仁20克，鸡腿肉50克，盐3克

◎ 制作：将薄荷叶洗净，切碎；椰子切开，将汁倒出；杏仁洗净；鸡腿洗净斩块备用。净锅上火倒入水，下入鸡块氽水洗净待用。锅置火上倒入水，下入鸡块、薄荷叶、椰汁、杏仁烧沸煲至熟，调入盐即可。

特禀质起居调养

特禀质者的居室要通风良好，根据个体的情况调护起居，避免过敏原。要注意平时起居的卫生，保持室内的清洁，被褥和床单也要经常洗晒，防止对尘螨过敏。室内装修后不能立即入住，应该打开窗户，让甲醛等挥发干净后再搬进新居，这样就能减少特禀质过敏的机会。特别是在春天，室外花粉较多，要减少室外活动时间，避免接触各种过敏原。

特禀质者容易出现水土不服，在陌生环境还要注意日常保健，减少户外活动。在季节更替之时要及时增减衣物，增强机体对环境的适应能力。起居应有规律，保持充足的睡眠。

春季

在春季花开季节，尽量避免过多的室外活动，因花开时节，空气中花粉飘浮量骤然增加而易出现花粉过敏。对花粉过敏者，可以提前1个月进行保健治疗，防患于未然。也要尽量避免去花卉集中的地方，尽量不要在室内养鲜花。遇干热或大风天气，可关闭门窗，必须开窗时应换纱窗，以阻挡或减少花粉进入。如有打喷嚏、头痛、流眼泪、胸闷、哮喘等紧急情况，一定要引起足够的重视，去医院接受正规治疗。

夏季

夏季天气炎热，特禀质者最好不要在太阳强烈时出门，因为适应能力差，对于天气的转换会比较敏感，尽量在早晨多参加体育锻炼，增强体质。不要经常吹空调，电风扇也不能对着头吹，注意不要受风寒。

秋季

秋天天气也渐渐转凉，由于气候的变化，要特别注意适时增添衣物。穿得太多，会使身体无法感受到外界气温的变化，收敛阳气，一旦天气骤冷，更容易外感风寒。特禀质者秋季养生也要防凉防燥，因为“秋三月，肺气旺”，肺部也是最容易被侵犯的脏器，所以饮食上在秋季应该多吃一些养肺润燥的食物，如百合汤、梨汁等。

冬季

冬季天气寒冷，特禀质者一定要注意防寒保暖，防止受寒感冒。特禀质者最好限制户外活动时间，外出时最好戴上口罩。

特禀质中医疗法

神阙具有培元固本、补益脾胃、提高机体免疫力的作用。曲池为大肠经穴，肺主表，大肠与肺相表里，既能祛风清热，又能凉血解毒，是治疗皮肤疾患的要穴。足三里为胃经合穴，配神阙可培补先天和后天之气，扶正祛邪。

神阙：在腹部脐区，肚脐中央。

曲池：正坐，轻抬右臂，屈肘将手肘内弯的凹陷处。

足三里：在小腿前外侧，当犊鼻下3寸，距胫骨前缘一横指（中指），即是此穴。

操作：神阙、足三里可采用温和灸的方法，点燃艾条或借助温灸盒对穴位进行温灸，每次10分钟，每周进行1～2次。足三里、曲池可采用点按式推拿手法，每次10分钟，每周进行1～2次。

特禀质运动调养

适度运动，不可做过于强烈的运动，可适当跑步、打球，以增强体质、提高免疫力。天气寒冷时锻炼要注意防寒保暖。过敏体质者要避免春天或季节交替时长时间在户外锻炼，防止过敏性疾病的发作。

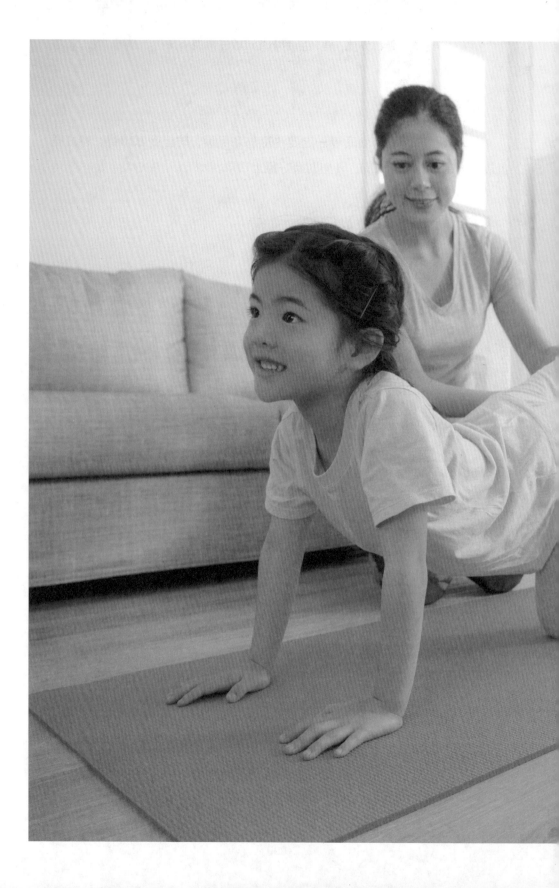

第四章

小儿过敏性鼻炎日常调理

过敏性鼻炎是一种慢性、反复发作性的疾病，父母要有心理准备，毕竟过敏性鼻炎一般都比较持久。而且目前过敏性鼻炎治愈难度较大，但根据其发病特点，过敏性鼻炎是可以预防的；就目前医学条件来说，过敏性鼻炎也是可以控制的。本章将从饮食、环境、心理调适等方面介绍过小儿敏性鼻炎的日常调理攻略，让过敏性鼻炎患者懂得如何预防鼻炎发作、如何通过调养保健减轻发作程度和减少发作次数甚至不发作等。

小儿过敏性鼻炎饮食原则

过敏性鼻炎是一种慢性病，需长期调养。中医素有“药食同源”之说，通过饮食调养的方式更容易被人接受。在饮食调养过程中，饮食策略至关重要。

根据体质选择食物

在饮食调养过程中，饮食药膳的选择主要根据患者自身的体质、季节气候和服用时的身体状况选定。因大部分过敏性鼻炎患者的体质是气虚质和阳虚质，因此建议少吃或尽量不吃寒凉冷冻食品，适时进食补益之品，如山药、大枣、核桃、羊肉等。疾病发作时可食用适量辛温发散之品，如姜、葱、香菜等。其中，益肺固表类、健脾益气类、温肾助元类食物适合在疾病缓解期根据自身体质辨证选用，在疾病发作期宜根据病邪选用祛风散寒类或清热通窍类食物。

多吃抗过敏食物

可以多吃些抗过敏食物，如蜂蜜、酸奶和含维生素C丰富的食物。

蜂蜜中含有一定的花粉粒，经常喝的人就会对花粉过敏产生一定的抵抗能力。蜂蜜里面还含有微量蜂毒，它是蜜蜂体内的一种有毒液体，蜂毒具有与促肾上腺皮质激素类似的作用，能改善人体内环境状态，调节机体免疫力，具有抗过敏、抗辐射、增强机体抗病能力的作用。

每天喝点酸奶，在一定程度上可以缓解花粉过敏症，乳酸菌能增强人体抵抗力，从而一定程度上缓解过敏症状。

维生素C在体内能够抑制组胺的生成，且可改善毛细血管通透性，减少组织液的渗出，从而减轻流涕、打喷嚏等过敏性鼻炎的症状。所以，过敏性鼻炎患者可增加包菜、花菜、橙子、山楂、大枣以及柠檬等富含维生素C的食物的摄入量，或服用维生素C补充剂，如维生素C泡腾片、维生素C片等。

过敏性鼻炎患者还可多吃些大枣、胡萝卜、金针菇、洋葱、大蒜等食物，它们都含有大量抗炎、抗过敏物质，能够有效预防过敏症状。

忌吃高蛋白食物

高蛋白食物一般食后能引起旧病复发或新病加重。高蛋白食物包括的范围很广，对于不同的患者来说是因人而异的。例如鱼、虾、蟹等，大多咸寒而腥，对于体质过敏者，易诱发过敏性疾病发作。过敏性鼻炎患者应根据自己的实际情况，合理“忌口”，这样既可以避免由饮食不慎而导致鼻炎发作加重。

忌食寒凉、生冷

过敏性鼻炎患者体质大多虚寒，尽量避免吃属性寒凉、生冷之物，如西瓜、梨、杨桃、柿子等各种生冷之品，尽量不进食冷冻食品。避免让孩子食用过凉的食物，以防降低孩子的免疫力，引发呼吸道疾病，加剧病情；避免让孩子食用刺激性食物，如辣椒、芥末等容易刺激呼吸道黏膜的食物；避免让孩子食用人工色素、食品添加剂含量多的食品，尤其是亚硫酸盐防腐剂，因为这些食物已经证实会引起呼吸道的过敏反应。

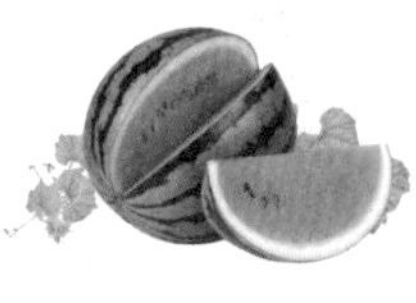

— 西瓜 —

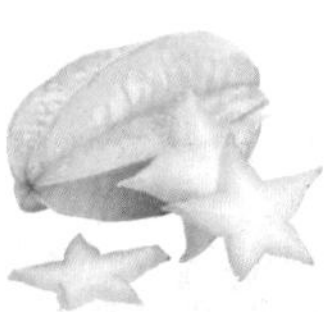

— 杨桃 —

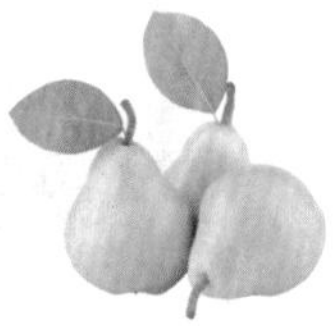

— 梨 —

居家环境避开过敏原

过敏性鼻炎的发病条件是有过敏体质的个体反复接触环境中的特异性过敏原而诱发。目前的医学水平尚不能完全改变过敏体质，而环境中存在各种各样的过敏原，如室内外尘埃、螨虫、羽毛、花粉、动物皮毛、真菌、蟑螂等，难以完全避免，这是过敏性鼻炎反复发作的外在因素。虽然遗传因素是

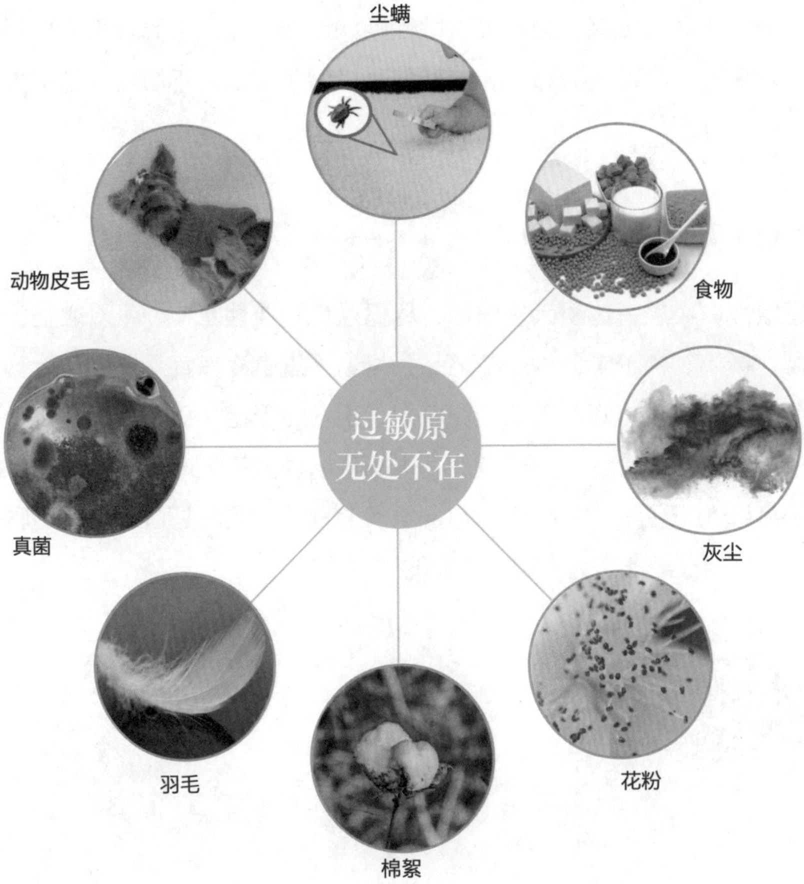

过敏性疾病发生的内在因素，但环境因素可能直接诱发疾病的发生，特别是空气污染被认为是促使发病的重要外在因素。所以，远离过敏原和环境诱发因素至关重要。

对于大环境中的大气污染我们无法改变，工作环境也可能不方便调整，但对于自己的家居环境和活动范围我们还是有掌控权的，以下几点对回避常见的过敏原有一定帮助：

- 在花粉或者灰尘较多的季节，关闭汽车和房间的窗户；要减少甚至避免户外活动，尤其是有风的时候。外出时可以戴口罩，归来之后要洗澡，洗去落在头上和衣服上的花粉。
- 移去或尽量不接触过敏原，包括烟、可疑的花草或者家具、羽绒蚕丝及毛绒玩具；不要在新装修的房间停留过久，减少接触汽油、油漆、某些富含酒精的化妆品等。
- 使用有空气清洁过滤功能的空调，以去除花粉（但可能无法过滤灰尘）。
- 可以使用湿度调节器来减少室内的湿度，最好使空气湿度降到50% 以下。
- 保持室内清洁无尘以减少过敏原，可利用吸尘器经常打扫卫生，并经常更换、清理吸尘器里的纳垢袋，清除尘螨的藏身之处。
- 卧室内使用无致敏作用的床单及被褥，如使用密闭良好的床垫及枕头，用特殊的纤维织物制作密度约为 20 微米的材料包装床垫和枕头，就能阻止所有尘螨通过，有效地减少尘螨过敏；使用柔韧性较好的床单和枕巾等，并每周用温度约为 55℃的热水清洗床单枕巾；并注意不要在户外晒被和床单，因为霉菌和花粉可以粘到被子和床单上。

- 将窗帘换为百叶窗，将装饰性织物换为树脂或皮革，将布艺家具换为木质或革质家具；用木板、地砖等代替地毯，尤其是固定于地板上的地毯更应去除。
- 收拾好家中小物件，如书籍、光盘等，这些物品都极易沾上灰尘，从而引起过敏。
- 控制室内霉菌和霉变的发生，霉菌广泛存在于人们生活的各个角落，尤其是湿润的环境中，如地下室及卫生间，一般霉菌的来源包括家用加湿器、浴缸、湿毛毯、淋浴房、花草、旧报纸、垃圾箱等。用漂白粉或者其他清洁剂清洗卫生间及垃圾箱；如果衣物发生霉变要尽早扔掉，或者酌情处理，去除霉菌；保持干燥，地毯应注意防止潮湿，并保持书籍、报纸和衣物的干燥通风；食物也应合理保存，防止霉变。房间和阳台上最好不要有经常需要浇水的喜阴类植物，潮湿的土壤里可能隐藏着大量的霉菌。彻底杀灭蟑螂等害虫。
- 远离宠物。过敏性鼻炎患者最好不接触及喂养宠物，动物的皮屑、唾液及尿中的蛋白质容易引起过敏性症状，这时不可见的蛋白质可以通过空气进入人的眼睛或者肺部和鼻腔。过敏性鼻炎患者最好的办法是不接触，或者接触的时间尽可能少。如果一定要养宠物，最好先花一些时间和别的小动物在一起，确定对它有无过敏反应，或者喂养无皮毛的动物，如乌龟、鱼类等。给动物清洁时可以请无过敏性疾病的人代为进行。定期清洗动物的笼子，动物的笼子内即使在动物搬出后数月都可以存在过敏原。

坚持锻炼，强身健体

体育锻炼对预防过敏性鼻炎的发生有重要作用。一方面，体育运动能增强体质，提高抗过敏反应的能力；另一方面，运动时交感神经功能亢进，能减少腺体分泌，可改善鼻塞症状。同时，机体肾上腺素分泌亢进，使体内三磷酸腺苷增加，可以抑制过敏反应。

适合幼儿的运动

对于幼儿来说，在日常生活中多做一些有节奏的全身运动，有助于活动四肢关节，促进骨骼生长发育，并改善全身的身体机能。运动时要避开幼儿过饱、过饥、疲劳的时刻，而且应在大人陪同下进行。每周练习不少于3次，每次35～45分钟。

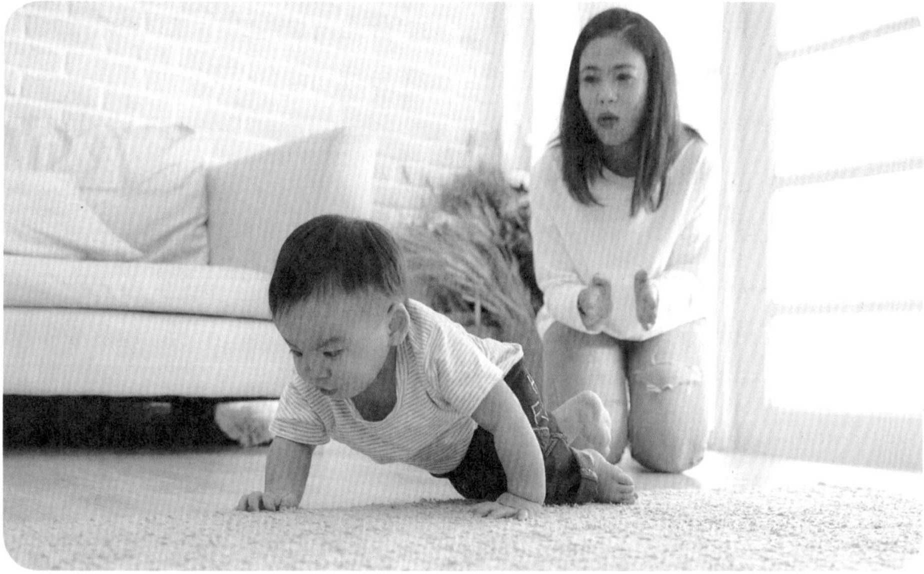

伸展双臂

在客厅适当的位置悬挂小玩偶或其他小物件，让孩子伸手触碰它们。物件悬挂位置应以幼儿踮起脚尖尽全力能触碰的高度为宜，可根据幼儿实际情况灵活调整。每次触碰后停顿3秒，按此法练习10～15次即可。

齐步走

在附近公园或体育馆找一个宽阔的场地，妈妈和孩子一起按照节拍齐步走。先教孩子双手叉腰，左脚向前迈出一步，右脚跟上，提膝，右膝与左腿成45° ～90° ，脚尖提起，身体尽量挺直，向前迈进，双脚交替进行。妈妈数节拍，引导孩子跟着节拍走，每次走8个八拍。

全身运动

取一根绳子，扯到孩子齐腰高，在对面放上玩具，让孩子越过绳子，两手抓住玩具，向高处举，然后再把玩具放回绳子对面；让孩子坐在椅子上，两手举着旗子，听口令做动作——“举起旗子来”“藏到椅子下”，做3～5次即可。

适合学龄前儿童的运动

要鼓励孩子经常参加户外游戏与活动，促进皮肤中维生素D的合成和钙的吸收利用。学龄前儿童每天应进行至少60分钟的体育活动，最好是户外游戏或运动，除睡觉外，尽量避免让儿童有连续超过1小时的静止状态，每天看电视、玩平板电脑的累计时间不超过2小时。建议每天结合日常生活多做体力锻炼（公园玩耍、散步、爬楼梯、收拾玩具等），适量做较高强度的运动和户外活动，包括有氧运动（骑小自行车、快跑等）、伸展运动、肌肉强化运动（攀架、健身球等）、团体活动（跳舞、小型球类游戏等）。减少静态活动（看电视，玩手机、电脑或电子游戏）。

学龄前儿童与幼儿相比，可能会存在因时常弯腰引起的身体机能障碍，做一些简易体操能矫正脊柱的偏差和不合理弯曲，促进脊柱发育，对维持身高的正常生长有益。

踮脚向上

双脚“八”字开立，双手尽力向上伸展，掌心朝上，保持平衡。用力吸气，同时双脚脚跟踮起，挺胸，放松后脖颈，头向后仰。充分吸气，然后吐气，回到开始的姿势。重复20 ~ 30 次。

伸展腋下

站在墙壁或柱子旁，离墙一掌距离，双脚“八”字开立。左手于体侧伸直，撑墙（柱子）。吸气的同时，右手伸到头上往左倒。头和脖子往左侧倾斜，充分伸展右腋下。吐气，同时左右手用力朝身体侧下方摆荡，回到垂手站立的姿势，换另一边照前法进行，重复5~6次。

空中踩踏

双腿伸直，双臂放在身体侧面，仰躺在地上，然后双腿并拢高举，双手抵住腰后方的骨盆处支撑起下半身。双脚以骑自行车的方式不断踩踏，开始慢慢地进行，再缓缓地加快速度，接着放慢速度结束动作。转换踩踏的方向，重复10~20次。

伸展脊背

浅坐在椅子上，双手握住椅子的两侧，全脚掌着地，双腿尽量往前伸直。用力吸气，站起，上身往后仰。充分挺胸，放松后脖颈，重点是头要尽量往后仰。充分吸气后吐气，坐回椅子上，上身往前倾，双手离开椅子，从大腿上方朝膝、脚踝的方向摩擦。

屈伸膝盖

浅坐在椅子上，大小腿呈90°，脚掌着地。将双膝的膝盖向上抬起，靠近胸部，停留2秒钟后再伸直、放下，重复5~6次。

每次做操时间以30分钟为宜，一个动作完成后，稍微休息一下再进行下一个动作。孩子在练习时，建议有大人陪练，这样既可起示范作用，又能有效保障孩子的安全。当孩子动作不到位时，不要勉强，应循序渐进地练习。

适合小学生的运动

小学生应每天累计至少60分钟中等到高强度的身体活动，以有氧运动为主，每次最好10分钟以上。每周至少进行3次高强度身体活动（如长跑、游泳、打篮球等）、3次抗阻力运动（如俯卧撑、仰卧起坐及引体向上等）和骨质增强型运动。做到运动强度、形式以及部位的多样化，合理安排有氧和无氧运动、关节柔韧性活动、躯干和四肢大肌肉群的抗阻力训练、身体平和协调性练习等。同时，注意运动姿势的正确性，以及低、中和高强度身体活动之间的过渡环节。运动前做好充分的准备活动，避免空腹运动，饭后1小时再进行运动，运动中和运动后注意补充水分。

鼓励家长与孩子一起进行形式多样的运动，为其提供必要的运动服装和器具等，培养运动兴趣。将运动生活化，如上下学步行、参加家务劳动等。充分利用在校期间的课间活动或和体育课等时间，在户外阳光下活动。

让孩子们了解久坐不动和长时间看视频带来的危害，提醒他们每坐1小时都要进行身体活动。不在卧室摆放电视、电脑，减少使用手机、电脑和看电视时间，每天不超过2小时，越少越好。保证充足的睡眠时间，小学生应保证每天10个小时。

学龄期儿童能选择的运动比幼儿和学龄前儿童更为广泛，例如吊单杠、跳跃、游泳、瑜伽等，既有效又安全。

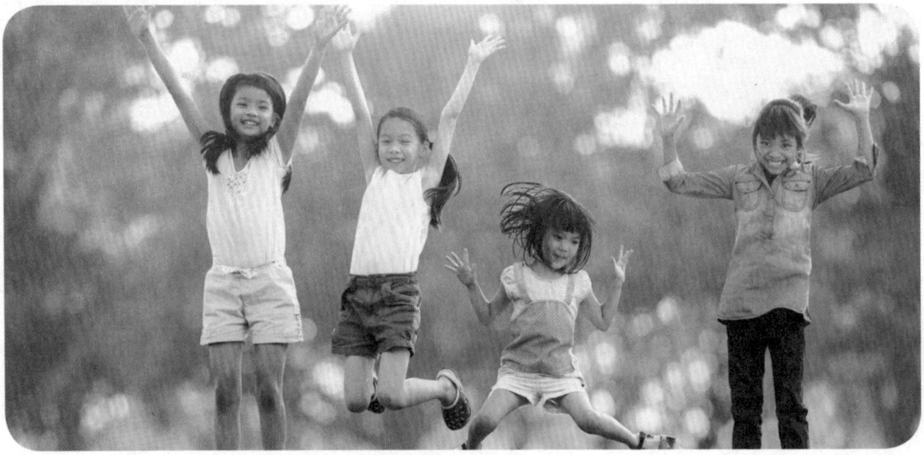

吊单杠

让孩子的双手紧握单杠，使身体自然悬空下垂，下垂时以脚尖能轻轻接触地面为佳，然后做引体向上的动作。引体向上时呼气，慢慢下降时吸气。男孩可以每天做10～15次，女孩每天可减少至2～5次，具体的练习次数应视孩子个人的身体素质而定。

跳跃

双脚跳起，用手摸树枝、篮球架或者天花板等高处的物体。10次为一组，每组间隔4～5分钟。要尽量使身体处于较大程度的伸展状态。另外可多参加篮球运动，抢球时一定要奋力跳跃，积极争夺每一个高点球。

游泳

先在岸边学习蛙泳的手部动作：双手合并到胸前，自然前伸，手掌张开、掌心向下，手肘伸直，掌心由向下慢慢转为向外，手掌倾斜大约45°角，边转手掌边将全臂向外斜下方推开。当手臂张开大概45° 角时，手腕开始弯曲，掌心由外向内， 手臂带动手肘加速向内划。然后，双臂贴紧身体，掌心也同时由外向上（朝向胸部），置于头部前下方位置。重新开始下一轮动作，反复练习。待动作熟练后，将孩子放在水中的塑料泡沫垫上，以适应水中环境。当前两项的基础打好后， 就可以在浅水处练习游泳，但腰部应放置游泳圈。孩子学会后可每周游泳2次，每次10～15分钟即可。在下水前需注意水温，避免小儿在非游泳馆内下水游泳。

瑜伽

注重肌肉的弹性和关节的灵活性，还能打造健美的体形。

树式

站立姿势准备。弯曲左腿，把左脚跟放在右大腿的根部，脚掌放于右大腿内侧，脚趾向下。以右腿保持平衡， 平伸手臂，掌心朝下。伸直手臂举过头顶，掌心相对，保持5秒钟，深呼吸。然后放下手臂和左腿，回到站立姿势。左右脚交替进行。

三角式

深呼吸，跳步分开两腿，两脚距离与肩同宽。两臂侧平举与肩齐，手掌朝下，手臂与地面保持平行，右脚向右转90°，左脚稍转向右，左腿从内侧保持伸展，膝部绷直。向右侧弯曲身体躯干，右手掌接近右脚踝，向上伸展左臂，与肩呈一直线；腿后部、后背以及臀部应该在一条直线上。两眼注视向上伸展的左手拇指，保持上身挺直。

桥式

仰卧，双腿并拢，两手臂自然放于身体两侧，双手掌心向下。屈膝，将双脚脚后跟尽量靠近臀部，并将双手前伸，靠近双脚。深深地吸气，同时依次抬起上半身、臀部和大腿，将双手手掌下压，用双肩和双脚撑地，收紧臀部肌肉，保持数秒钟。呼气，慢慢还原。

平衡上下压

右侧卧位，右手肘撑地，头放在手上，左手置于身前做支撑，前臂抵住躯干；留意上肩和着地一肩、盆骨上侧和着地一侧应调整于一面上。想象头顶拉离身体，以延长后颈和脊椎骨，将双腿前置与躯干呈45°；向后转出左腿，至膝盖朝天，脚跟朝地，吸气，往天花板方向抬高左腿，尽量伸展。左侧卧位运动方式同右侧卧位。

运动注意事项

量力而行

根据孩子的体能和兴趣爱好做选择，可选用一些传统的健身活动，如太极拳、八段锦、瑜伽等，还可以选择登山、慢跑、步行、游泳等运动方式，以适合孩子身体状况的速度进行，配合呼吸锻炼，一般为四步一吸气、六步一呼气。若选择游泳，为避免泳池中消毒药物对鼻腔黏膜的刺激，可在下水前在鼻腔涂红霉素或金霉素眼膏。

孩子开始运动时强度不宜过大，持续时间不要过长，随着运动能力的增强逐渐增加运动量以及运动时间。运动不宜太剧烈，以稍微出汗为宜。孩子出汗多时应及时擦干，避免直接接触冷空气，以防着凉。

地点合宜

不宜在风大、寒凉、潮湿之地进行运动，避免受到风、寒、湿邪气侵袭。若孩子的体力条件允许，可选择公园、城市绿地、郊区户外等户外空气好的地方，但应注意尽量避免接触过敏原。灰霾、大雾等空气污浊之时不适宜户外锻炼，避免对孩子的呼吸道造成不良刺激。

持之以恒

应坚持每天锻炼，并达到一定的强度，才能达到锻炼效果。家长可以和孩子一起锻炼，多鼓励孩子，增强孩子的信心，以达到更好的效果。

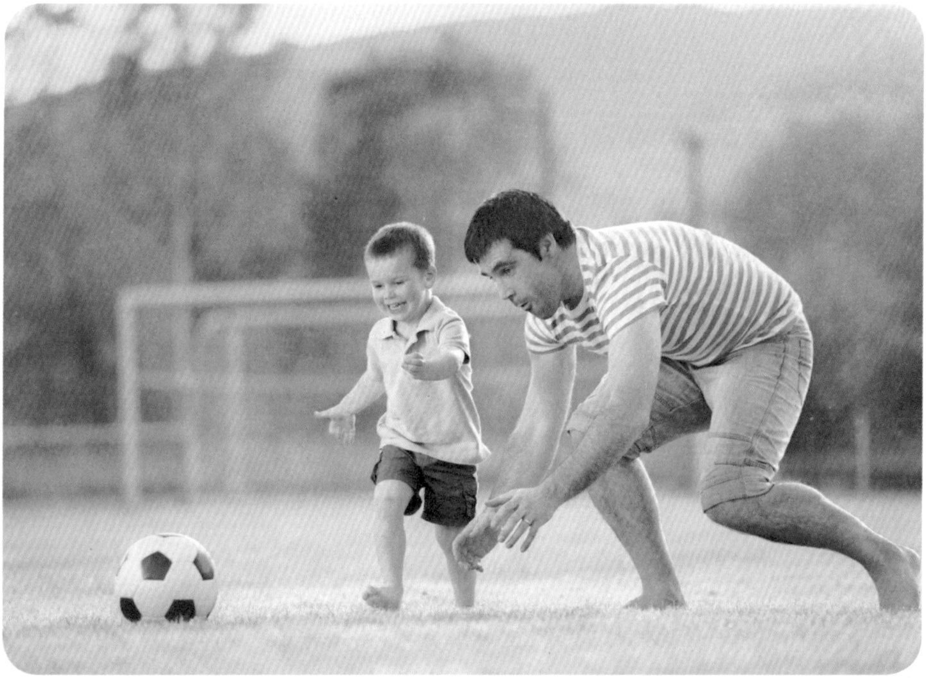

保护好鼻子

用对方法洗鼻子

家长可以找一个使用完的鼻腔喷雾剂的空瓶，用热水清洗干净。装上温热的生理盐水，直接对着孩子的鼻子喷。一天喷4～5次，每次2～3下。最好每次使用都要加热。

这个方法只能清洗到鼻前庭和下鼻道的前部，不能到达鼻窦和上、中、下三个鼻道的所有部位。这种方法基本上适合所有类型的鼻炎，能够改善鼻炎症状。

这样擤鼻涕才对

家长应按住患儿一侧鼻孔，让其另一侧鼻孔用力出气，排出鼻涕；再用柔软毛巾或纸巾轻擦鼻涕，不要用力擦拭，防止损伤鼻下皮肤。若双鼻同时用力，可能会引起咽鼓管压力增大而导致中耳炎。

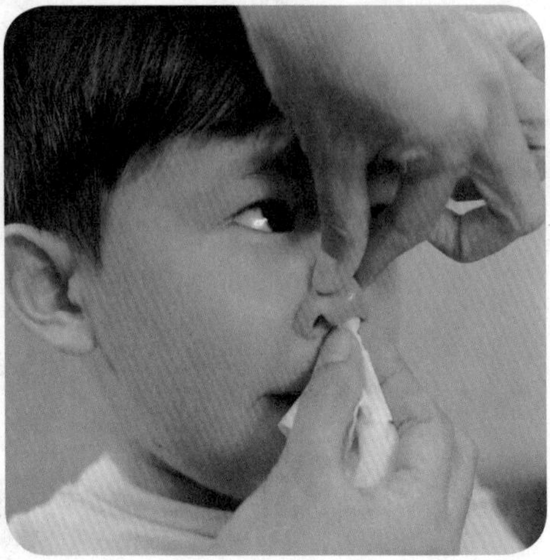

流鼻血不要怕

流鼻血的原因很多，但是约有一半人找不出原因。鼻腔黏膜中的微细血管分布很密，是很敏感且脆弱的，容易破裂而致出血，学龄前的幼儿常见鼻出血的现象。流鼻血时，一般人都习惯将头向后仰，鼻孔朝上，认为这样做可以有效止血，其实这是错误的，如此做只是眼不见血外流，但实际上血是继续在向内流。小儿经常流鼻血容易贫血，脑供血不足易导致小儿记忆力减退、视力下降、免疫力低下、意力不集中、学习成绩下降。

流鼻血时可用局部止血方法来处理，按病因和病情不同区别对待。

指压法

轻度鼻出血。可作为临时急救措施，方法简单，可自行操作。用手指紧捏鼻翼上方（鼻骨之下），此处正好压迫鼻中隔易出血区，经紧捏10分钟左右常可收效。但这种疗法只能暂时缓解症状，日后还是会反复发作。

收敛法

用浸有1%～2%麻黄素液或0.1%肾上腺素液的棉片填入鼻腔内止血，然后寻找出血点。

冷冻止血法

对鼻腔前部出血较为适宜，冰敷鼻部可以帮助血管收缩，快速止血。但需要提醒的是，这样的做法可能会使某些过敏患儿打喷嚏而流鼻水，反而会刺激血管出血。

穴位疗法

由于上火、鼻腔干燥或因其他原因刺激引起的鼻出血，用穴位疗法的止血效果很好。但因外伤或疾病引起的鼻出血应当先治疗伤或病。

取穴：巨髎、天柱、温溜、合谷。

操作：鼻出血时应安静地坐下或躺下。然后用脱脂棉塞住鼻孔，并解开衣领扣以放松，用冷水浸过的毛巾冷敷鼻子，待心情平静下来后再慢慢地指压巨髎、天柱、温溜、合谷穴。

据临床资料分析，儿童在春季发生鼻出血的比例，远远高于其他季节。鼻出血多是突发性的，往往使患儿不知所措，如果救治不及时，会因出血太多而影响健康。对于经常鼻出血的患儿，可在鼻腔内涂石蜡油、薄荷油、金霉素软膏、鱼肝油等以保持鼻黏膜湿润；有的孩子常常晚上鼻子出血，可在睡觉前用棉签蘸上金霉素软膏在鼻腔内涂上薄薄的一层，这样可以防止鼻黏膜干燥，有效地减少鼻出血。

鼻炎保健操

准备动作：上身端正坐位，眼平视前方，注意力集中，全身放松，双手掌相互搓热。

揉按风池穴：风池穴位于项部，与耳垂下方平行，胸锁乳突肌与斜方肌上端之间的凹陷处。以双手拇指分别抵住两边的风池穴，其余手指可包住头部，旋转揉按，4个八拍（旋转1次为1拍）。

揉按百会穴： 百会穴位于双耳尖连线与头部正中线交点处。以右手食、中指旋转揉按百会穴，4个八拍。

揉按太阳穴： 太阳穴位于由眉梢到耳朵之间大约三分之一的地方，用手触摸最凹陷处。以双手食指旋转揉按太阳穴，2个八拍。

按压印堂穴：印堂穴位于人体的面部，两眉头连线中点。用双食指按压印堂穴，然后沿眉骨下方向外推至太阳穴，2个八拍。

揉按睛明穴：睛明穴位于面部，目内眦角稍上方凹陷处。以双手食指旋转揉按睛明穴，2个八拍。

揉按迎香穴： 迎香穴位于鼻唇沟中，在鼻翼外缘中点旁。以双手食指旋转揉按迎香穴，2个八拍。

小鱼际搓摩睛明和迎香穴： 搓热双手小鱼际，反向半合并左右小鱼际，从上到下来回按摩睛明和迎香两穴，2个八拍。

按摩整个面部： 再次搓热双手掌，以掌面从内到外按摩整个面部，以温热为度。

按摩面部缓解鼻炎

面部按摩法

轻轻握拳，拇指、食指两两对扣，拇指屈曲在下。

以两只手拇指指间关节分别按鼻旁迎香穴10次，逆顺时针方向各揉10次，重复3次。

再将两手拇指指间关节分别推至鼻通穴（在鼻孔两侧，鼻唇沟上方），用上法按揉。

最后将两只手拇指指间关节分别推至印堂穴，并拢两拇指，从上星—印堂—上迎香—迎香上下往返轻推至发热即可（注：上星位于人体的头部，当前发际正中直上1寸）。

每日坚持做4～5次，尤其是在晨起或遇到过敏原时，不妨多做，能起到良好的防治作用。还可以与穴位配合艾条温灸，每次15～20分钟，效果更好。

简易按摩法

用双食指的外侧来回地搓鼻梁两侧，共搓200下，搓揉到鼻梁有发热的感觉。

用双食指指尖揉动鼻孔两侧的迎香穴，共揉200下。

用左手拇指和食指上下揉动右手的合谷穴200下，再用右手的拇指和食指上下揉动左手的合谷穴200下。合谷穴位于手背部位，第二掌骨中点，拇指侧。

温热按摩法

热指快速推拿鼻梁：先将双掌用力搓热，接着以左右两手的中指指腹同时夹紧鼻梁两侧，并顺着鼻梁用力向上推至神庭穴（当前发际正中直上0.5寸处），紧接着又向下推至鼻翼旁，推行速度宜快，一上一下为1次，须快速推100次左右，使鼻腔内有火热感为佳。

热指按揉迎香、鼻准：上式结束后，再将双掌搓热，仍以左右两手中指指腹分别按揉以下穴位：

①迎香穴。按揉方法：将双手中指指腹压迎香穴上用力按揉1分钟，以有酸疼感为佳。

②搓揉鼻准（俗称鼻尖）。揉搓方法：用左右两手中指指腹同时夹紧鼻准，用力揉搓1分钟，以鼻腔内有火热感为佳。

按揉印堂穴：将双手中指指腹同时按住两眉中心，并用力按揉1分钟左右，以产生酸疼感为佳。

热掌抚揉面庞与鼻腔：上式结束后，再将双掌搓热，抚按于脸庞上片刻，再以双掌同时用力由上至下反复揉搓脸庞和鼻腔，搓揉次数宜多。使脸庞和鼻腔都有热感为佳。

本按摩方法关键之处有两点：

①必须先将双掌搓热，再开始按摩才有效；

②在按摩鼻梁和鼻准时，必须要使鼻腔内有温热感，疗效才好。

养成好习惯，提高免疫力

免疫力与过敏防护

一般是将容易发生过敏反应和过敏性疾病而又找不到发病原因的人，称为有“过敏体质”的人。具有“过敏体质”的人可发生各种不同的过敏反应及过敏性疾病，如有的患湿疹、荨麻疹，有的患过敏性哮喘，有的则对某些药物特别敏感，可发生药物性皮炎，甚至剥脱性皮炎。但是偶而对某种已知因素发生高反应性，不能称作“过敏体质”。

造成“过敏体质”的原因是复杂多样的。从免疫学角度看，“过敏体质”的人常有以下特征：

免疫球蛋白E（IgE）是介导过敏反应的抗体，正常人血清中IgE含量极微，而某些“过敏体质”者血清IgE比正常人高1000～10000倍。

正常人辅助性T细胞1（Th1）和辅助性T细胞2（Th2）两类细胞有一定的比例，两者协调，使人体免疫保持平衡。某些“过敏体质”者往往Th2细胞占优势。Th2细胞能分泌一种称为白细胞介素-4（IL-4）的物质，它能诱导IgE的合成，使血清IgE水平升高。

正常人体胃肠道具有多种消化酶，使进入胃肠道的蛋白质性食物完全分解后再吸收入血，而某些“过敏体质”者缺乏消化酶，使蛋白质未充分分解即吸收入血，使异种蛋白进入体内引起胃肠道过敏反应。此类患者常同时缺乏分布于肠黏膜表面的保护性抗体——分泌性免疫球蛋白A（SigA），缺乏此类抗体可使肠道细菌在黏膜表面造成炎症，这样便加速了肠黏膜对异种蛋白的吸收，诱发胃肠道过敏反应。

正常人体含一定量的组织胺酶，对过敏反应中某些细胞释放的组织胺

（可使平滑肌收缩、毛细血管扩张、通透性增加等）具有破坏作用，因此正常人即使对某些物质有过敏反应，症状也不明显。但某些“过敏体质”者却缺乏组织胺酶，对引发过敏反应的组织胺不能破坏，而表现为明显的过敏症状。

因此，如果免疫力低下，造成过敏体质的可能性就更高。和普通人相比，容易过敏的人群除了要学会躲避过敏原，还要注意提高免疫力。

提高免疫力的方法

坚持母乳喂养

母乳营养丰富，含有机体需要的各种营养物质，尤其是充足的优质蛋白质，有利于新生儿的智力发育。

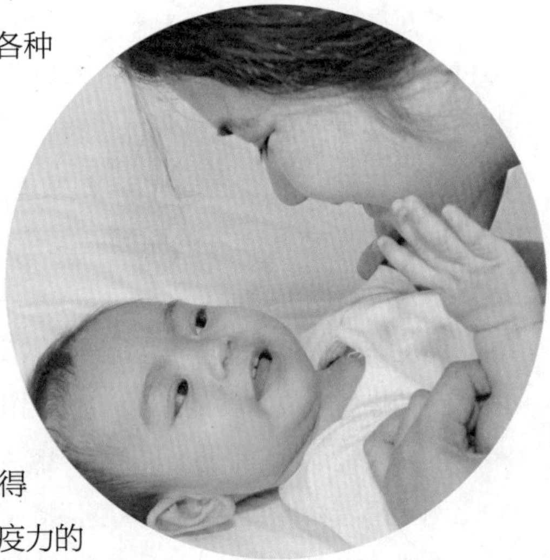

母乳中含有多种球蛋白抗体，可增强新生儿的免疫力，是牛奶、羊奶和其他人工代用品所无法比拟的。美国医学会婴幼儿健康专家称，坚持母乳喂养6个月以上的宝宝，儿童期得癌症的情况也相对少得多。因此，母乳喂养是新生儿提升免疫力的最好方法。有条件母乳喂养的妈妈，应在宝宝出生后至宝宝6个月大时坚持只给宝宝喂食母乳。即使给宝宝喂食辅食，也要继续母乳喂养，直到宝宝断奶。母乳不足的妈妈，也要尽量坚持母乳喂养4个月，对宝宝来说，只要能吃到母乳就好。

获得性免疫力产生的具体免疫物质有很多种，其中最重要的是抗体。人感染到甲型肝炎病毒后，不论曾否生病，均可以产生抵抗甲型肝炎病毒的抗体，保护人体免受该病毒再感染。抗体主要存在于血液中，也存在于唾液、泪液以及哺乳妇女的乳汁等分泌液中。由于一般成人在生活过程中总会受到少量病原微生物的刺激，虽然感染了不一定生病，但血液和分泌液中有了抗体，尤其在产妇刚生下新生儿的头几天里，产生的乳汁为初乳，其中含有的各种抗体最为丰富，新生儿或婴幼儿在吸乳时可将母亲乳汁中的抗体一并吸取，同样也就得到了对那些病原微生物的免疫力，可防止感染。所以从免疫学的角度看，母乳喂养大大优于人工喂养，尤其是产后几天的初乳，应让新生儿吸取。

养成规律的生活习惯

婴儿的生物钟在出生后会根据生活习惯逐渐形成，因此父母要足够耐心地对待宝宝，帮他们找到自己的生活规律。成长中的宝宝每天需要充足的睡眠，如果你的宝宝晚上睡得不够，可以让他白天小睡一下。有规律的生活习惯养成会极大提高婴儿的免疫力，促进婴儿健康成长，对身体大有益处。培养宝宝养成好的生活习惯可以试着按照以下方法进行：

每天早晨在同一时间（比如早晨6～7点之间）叫醒宝宝。起床后，让宝宝感受早晨的阳光，帮助宝宝认识“早晨”。对于无论如何都起不来的宝宝，可以在起床前一点点地调亮房间的光线。

进行早晨的“仪式”，如洗脸、换衣服等。关键要养成习惯。

晴朗的日子里，在午前或午后可以适当地安排户外散步。不方便散步时，可以在阳台或庭院晒晒太阳。帮助宝宝认识“白天”。白天尽量安排活泼一些的游戏，夜晚则尽量安排安静的游戏。

晚饭尽量在晚上7点半之前吃完。夜晚睡觉时关闭不必要的电器，使卧室保持黑暗安静。

进行睡觉前的“仪式”，如换睡衣、刷牙、讲故事、聊天等。养成睡觉前的这些习惯，帮助宝宝认识“夜晚”。每天尽量在同一时间进入睡眠。

注意个人卫生

通过提高婴儿的免疫力，免疫系统就能对传染病原形成免疫记忆，万一遇上，也可以很快将其消灭。孩子提高免疫力，抵抗力就会增强，因此平时一定要养成好的生活习惯，培养孩子养成良好的卫生习惯，防止病从口入。平时要养成以下习惯：

让宝宝学会保护自己的牙齿。家长应有意识地培养宝宝关注自己的牙齿，不妨带宝宝到镜子前看看自己的牙齿。宝宝较大时可和宝宝一起数数长出了几颗牙，还可以让宝宝张大嘴，和宝宝比比谁的牙齿又白又亮。对于不愿意刷牙的宝宝，家长应耐心地探明原因。有的宝宝不喜欢牙膏刺激舌头的感觉，有的宝宝怕牙刷捅到牙根，有的宝宝怕将牙膏咽下等。

让宝宝懂得饭前便后要洗手。告诉宝宝洗手的道理，手接触外界难免带有细菌，手上的细菌就会随着食物进入肚子，宝宝就会因为吃进不干净的东西导致生病。家长应教宝宝正确的洗手方法：先用水冲洗宝宝的手部，将手腕、手掌和手指充分浸湿后，用洗手液或香皂均匀涂抹，让手掌、手背、指缝等处沾满丰富的泡沫，然后再反复搓揉双手及腕部，最后再用流动的水冲干净。宝宝洗手的时间不应少于30秒。

让宝宝爱上洗澡。应让宝宝体会到洗澡的舒服与清爽，洗澡水的温度要适宜，过热或过冷都容易使宝宝产生不舒服的感觉，甚至因为水对皮肤的刺激而对水产生恐惧感，从而排斥洗澡。家长可一边为宝宝洗澡，一边给宝宝讲故事或和宝宝一起玩水，让宝宝放松心情，逐渐习惯并喜欢在水中沐浴的感觉。

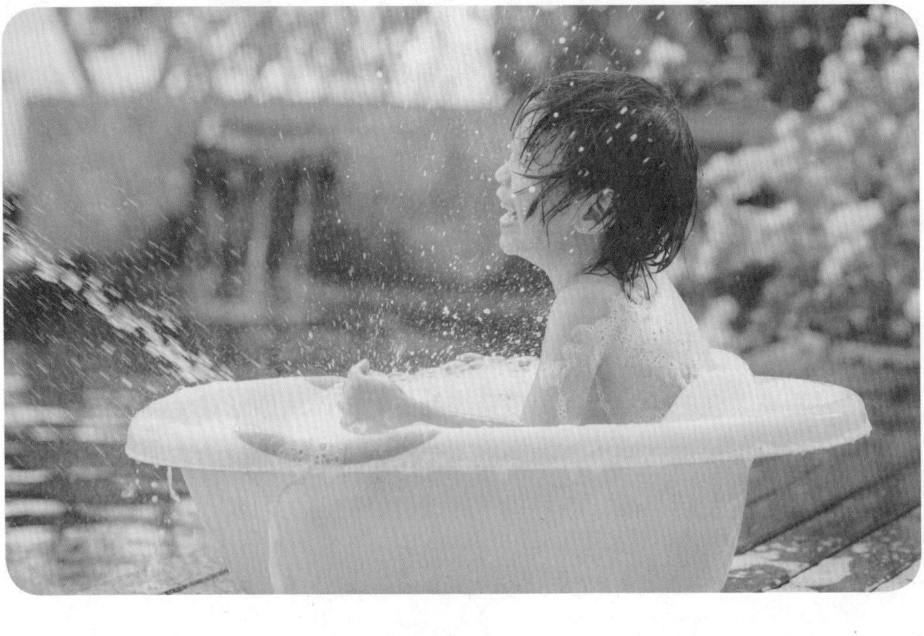

按时给孩子接种疫苗

注射疫苗是主动免疫，通过注射微量的抗原来刺激机体产生一系列的免疫反应，从而使自身对某种疾病具有抵抗力。被动免疫一般也是通过注射实现的，不过注射的不是针对抗原，而是直接输入抗体。比方说注射免疫球蛋白或者直接使用恢复期的血清都是这种办法。抗体（免疫力）分特异抗体和非特异抗体，注射疫苗是特异性免疫。人工接种的是特异抗体，它是特异抗原产生的有专业性、选择性的一种抗体（免疫蛋白），而非特异抗体是机体，本身产生的，没有专一性、选择性的抗体（免疫蛋白）对所有抗原病菌都有中和作用。注射疫苗可以刺激机体产生抗体，防止相应的传染病发生，对被接种者是一种有效的保护措施。

计划内疫苗（免费疫苗）接种时间表

接种年龄	接种疫苗	可预防疾病
出生时	乙肝疫苗（第 1 剂）	乙肝
	卡介苗（第 1 剂）	结核病
1 月龄	乙肝疫苗（第 2 剂）	乙肝
2 月龄	脊髓灰质炎疫苗（第 1 剂）	脊髓灰质炎
3 月龄	脊髓灰质炎疫苗（第 2 剂）	脊髓灰质炎
	百白破疫苗（第 1 剂）	百日咳、白喉、破伤风
4 月龄	脊髓灰质炎疫苗（第 3 剂）	脊髓灰质炎
	百白破疫苗（第 2 剂）	百日咳、白喉、破伤风
5 月龄	百白破疫苗（第 3 剂）	百日咳、白喉、破伤风

6月龄	乙肝疫苗（第3剂）	乙肝
	A群流脑多糖疫苗（第1剂）	流行性脑脊髓膜炎
8月龄	麻腮风疫苗（第1剂）	麻疹、风疹、流行性腮腺炎
	乙脑减毒活疫苗第1剂或乙脑灭活疫苗（第1、2剂），间隔7～10天	流行性乙型脑炎
9月龄	A群流脑多糖疫苗（第2剂）	流行性脑脊髓膜炎
18月龄	百白破疫苗（第4剂）	百日咳、白喉、破伤风
	麻腮风疫苗（第2剂）	麻疹、风疹、流行性腮腺炎
	甲肝减毒活疫苗或甲肝灭活疫苗（第1剂）	甲型病毒性肝炎
2岁	乙脑减毒活疫苗（第2剂）或乙脑灭活疫苗（第3剂）	流行性乙型脑炎
	甲肝灭活疫苗（第2剂）	甲型病毒性肝炎
3岁	A群+C群流脑多糖疫苗(第1剂）	流行性脑脊髓膜炎
4岁	脊髓灰质炎疫苗（第4剂）	脊髓灰质炎
6岁	白破疫苗（第5剂）	百日咳、白喉、破伤风
	乙脑灭活疫苗（第4剂）	流行性乙型脑炎
	A群+C群流脑多糖疫苗(第2剂）	流行性脑脊髓膜炎

注：①乙脑减毒活疫苗（两剂次接种程序）或乙脑灭活疫苗（四剂次接种程序）可选择一种接种。②甲肝减毒活疫苗（一剂次接种程序）或甲肝灭活疫苗（两剂次接种程序）可选择一种接种。

表格来源：国家卫健委《国家免疫规划疫苗儿童免疫程序表》（2021年版）。

计划外疫苗（自费疫苗）接种时间表

接种疫苗	注意事项
HIB 疫苗（b 型流感嗜血杆菌多糖疫苗）	7 个月注射，间隔 2 ~ 3 个月注射一针，第二年加强一针效果最好
水痘疫苗	1 岁以上接种
肺炎疫苗	2 岁以上接种
流感疫苗	6 个月以上的宝宝根据情况一年接种一次
轮状病毒疫苗	6 个月 ~ 3 岁的宝宝可以每年口服一次

接种疫苗的时间、接种者的身体条件、有何禁忌证等，都对疫苗的功效以及接种后可能产生的不适反应有着影响，因此接种疫苗前一定要了解孩子的身体情况，是否适合接种。有以下情况的儿童一般应禁忌或暂缓接种疫苗：

患有皮炎、化脓性皮肤病、严重湿疹的小儿不宜接种，等待病愈后方可进行接种；

体温超过37.5℃，有腋下或淋巴结肿大的小儿不宜接种，应查明病因治愈后再接种；

患有严重心、肝、肾疾病和活动型结核病的小儿不宜接种；

神经系统包括脑发育不正常，有脑炎后遗症、癫痫病的小儿不宜接种；有黄疸的宝宝不宜接种疫苗；

严重营养不良、严重佝偻病、先天性免疫缺陷的小儿不宜接种；

有哮喘、荨麻疹等过敏体质的小儿不宜接种；

如果小儿每天大便次数超过4次，须待恢复两周后，才可接种脊髓灰质炎疫苗；

最近注射过多价免疫球蛋白的小儿，6周内不应该接种麻疹疫苗；

感冒、轻度低热等一般性疾病视情况可暂缓接种。

小儿过敏性鼻炎防胜于治

一级预防：控制和消除危险因素

增强机体抵抗力，戒除不良嗜好，进行系统的预防接种，比如做好婚前检查，有基因遗传相关疾病做好充分的咨询。

对生物因素、物理因素、化学因素做好预防工作。对遗传致病因素做好预防工作。加强优生优育和围产期保健工作，防止近亲或不恰当的婚配。

对心理致病因素做好预防工作。不良的心理因素可以促发许多疾病，如高血压、冠心病、哮喘、过敏性鼻炎、溃疡病等大多与心理因素有关。

孩子出生后，应尽早开始母乳喂养，并坚持纯母乳喂养4～6个月。避免孩子刚出生即添加普通配方奶粉，如因特殊情况必须添加，也应选择低致敏性的配方奶粉，比如适度水解蛋白配方奶粉。

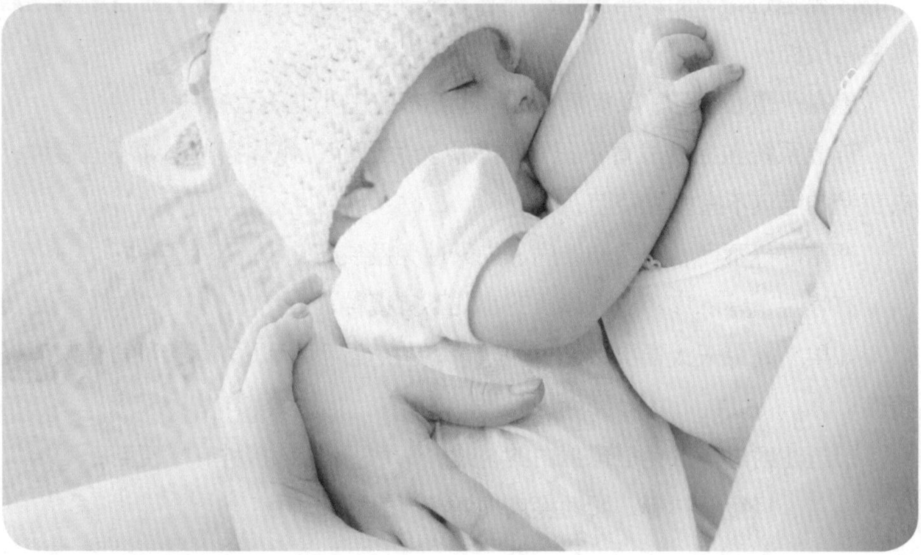

孩子满4个月前不添加任何辅食。

避免孩子与二手烟、三手烟、油烟等接触。

二级预防：对已致敏儿童强调“三早”

- 三早：早发现、早诊治、早回避过敏原。
- 筛查性检查，以明确过敏原。
- 减少常住环境中的尘螨、动物皮屑、霉菌孢子等常见过敏原。
- 使用木质材质或塑料材质的家具代替含填充物的家具。

三级预防：对已经患病的孩子进行治疗和康复指导

- 家庭备有雾化机等常用治疗设备。
- 常备快速缓解类药物并掌握如何使用。
- 定期复诊，获得专业医生的指导和建议。
- 关注孩子的心理状况，可在必要时寻求心理医生的专业指导和帮助。
- 各级预防均有行之有效的措施，家长应尽快行动起来并坚持下去。

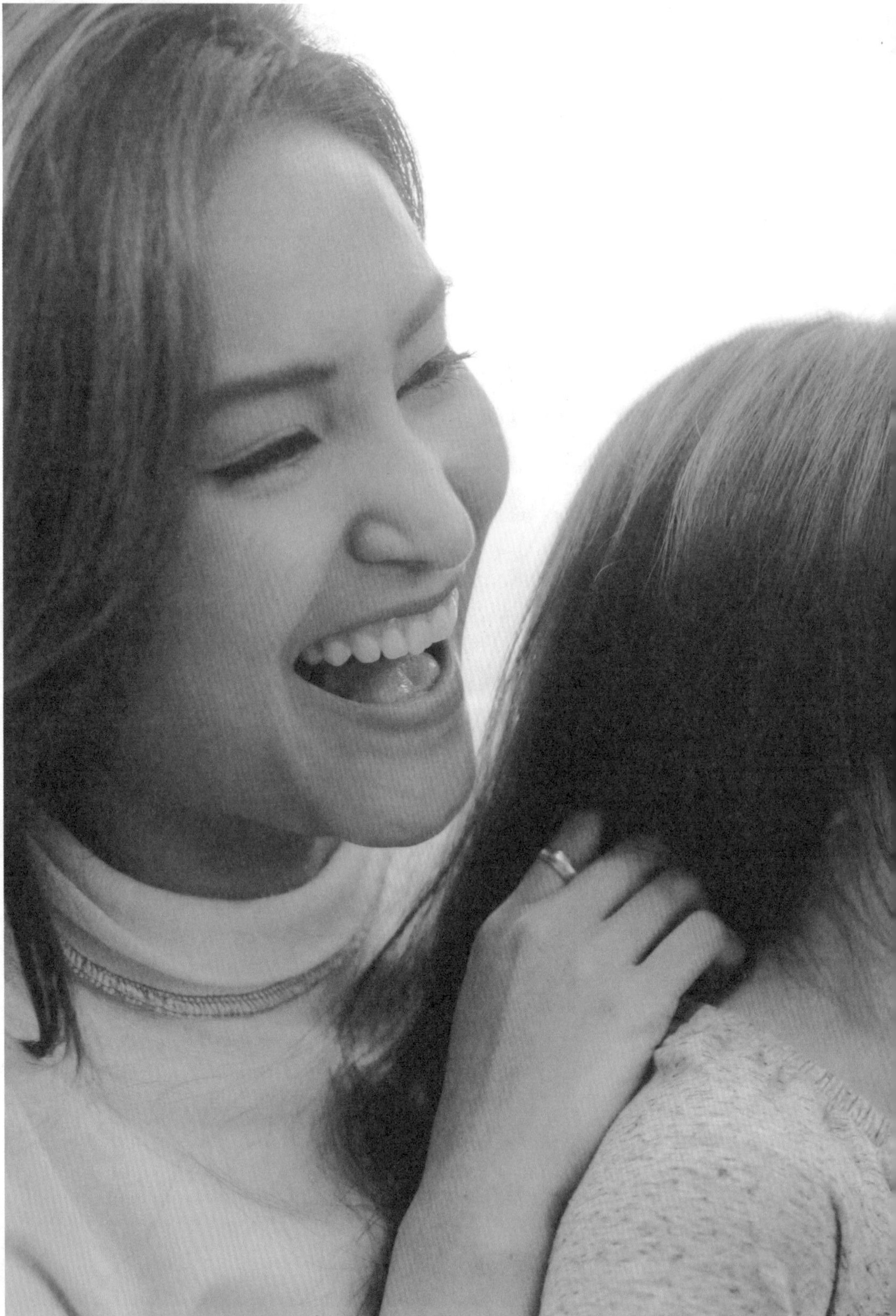

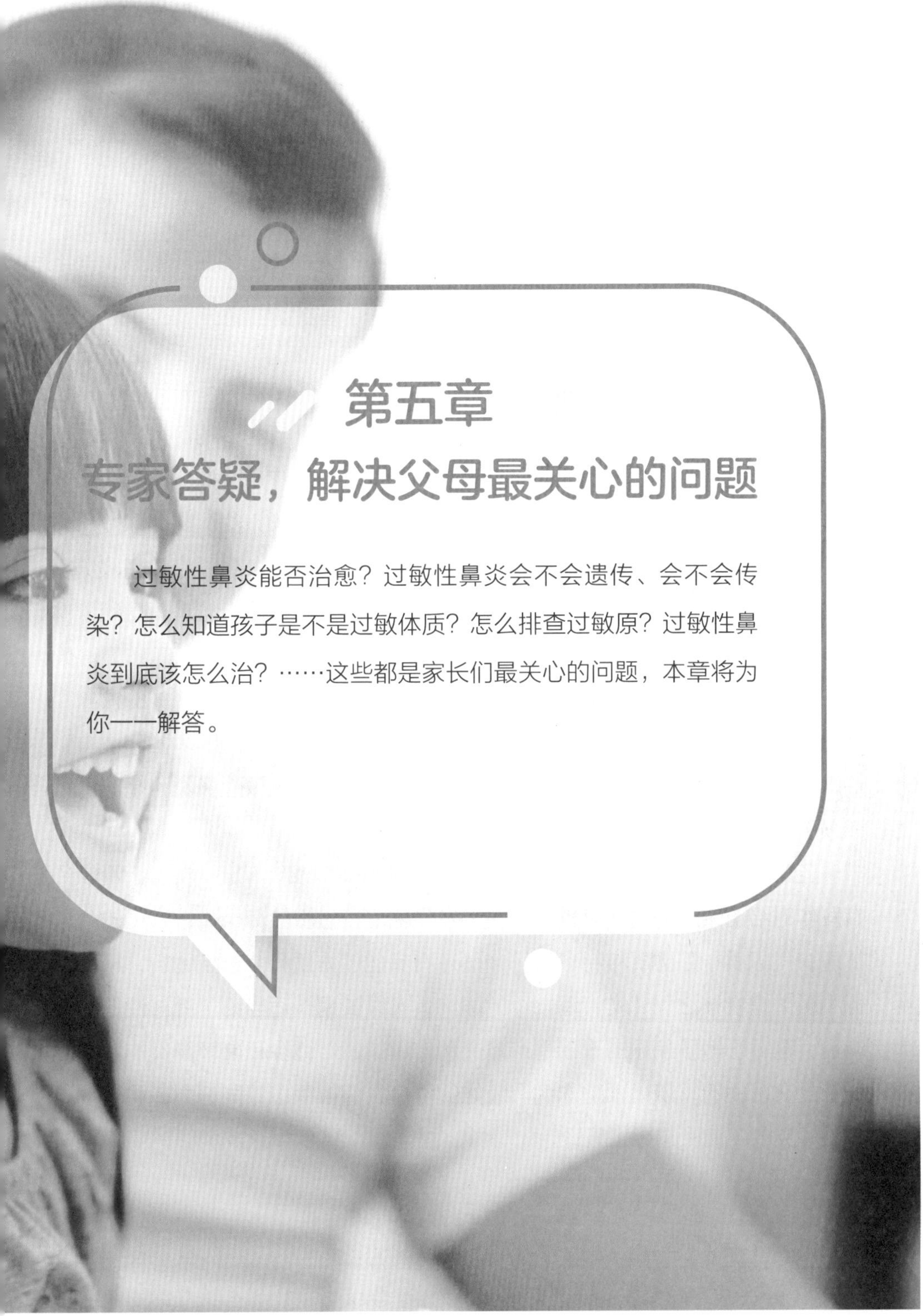

第五章

专家答疑，解决父母最关心的问题

过敏性鼻炎能否治愈？过敏性鼻炎会不会遗传、会不会传染？怎么知道孩子是不是过敏体质？怎么排查过敏原？过敏性鼻炎到底该怎么治？……这些都是家长们最关心的问题，本章将为你一一解答。

Q 过敏性鼻炎可以治愈吗？

过敏性鼻炎大部分是可以治愈的。生活中有的人换一个生活环境后，过敏性鼻炎可以完全不发作，鼻部的症状全部消失，如同花粉症患者一过了花粉传播季节，过敏症状即可不治而愈。

研究显示，一些患者使用中医药进行调理，甚至仅用中医的外治手法，如天灸、耳穴贴压、雷火灸等疗程治疗后，少则几月，多的可以几年不发作，其生活质量也得到改善。过敏性鼻炎经药物治疗后，症状可以明显减轻甚至消失，所以治疗是有效的。治疗可以选择多种方法，比如在发作严重时，可以用西药先控制症状，然后用中药进行调理，巩固疗效和改善生活质量。也可在每年症状加重前，提前给予中药进行综合调理，使疾病发作时没有之前严重，甚至完全不发作。如中医的天灸，即在每年的夏季三伏天时治疗，治疗时将姜汁调制的中药贴敷在与过敏性鼻炎相关的穴位上，通过经络起到补肺健脾补肾的作用，这种方法属于中医的“冬病夏治”，是以预防为主，属于“治未病”的范畴。所以，过敏性鼻炎也是可以预防的。

还可以根据中医的体质辨识，确定体质有哪些偏颇和不足，在疾病没有发作时给予相应的调理以减轻疾病的发作程度。过敏性鼻炎比较常见的体质有气虚质、阳虚质和特禀质，当然还有其他的体质和兼杂型体质，根据中医“虚者补之”“实者泻之”的原则，可以长期、适当给予针对性的补益，这对于体质偏颇的改善是有意义和作用的，对减少和减轻鼻炎的发作都是有帮助的。积极预防本病有较好的价值，值得医患共同努力，将过敏性鼻炎的不良影响减到最轻。

Q 过敏性鼻炎遗传吗？会传染吗？

过敏性鼻炎有明显的家族史。当父母均有过敏性鼻炎时，其子女有70%的遗传机会；若仅父亲有过敏性鼻炎，其子女有30%的遗传机会；若母亲有过敏性鼻炎，其子女有50%的遗传机会，说明母亲的遗传影响更大。有学者对部分过敏性哮喘的家族过敏史进行了调查，发现亲属中患过敏性哮喘、过敏性鼻炎、湿疹等疾病的比例均较一般群体高，患病率可达20%～50%。所以，过敏性鼻炎是会遗传的，幼童可在1~2岁就开始发病，儿童也是高发人群。但这一疾病不会传染，夫妻之间一方有过敏性鼻炎，一起生活几十年，另外一方并不会罹患过敏性鼻炎。

Q 过敏原是直接与鼻腔接触诱发过敏吗？

有人认为花粉、柳絮、粉尘等过敏原是直接与鼻腔、眼结膜、气管接触后诱发过敏的。其实，过敏原都是被人体接触后，与人体免疫系统发生作用，激活肥大细胞、嗜碱细胞后释放过敏介质——组胺、慢反应物质进入血液，通过血液与眼结膜、皮肤黏膜、气管结合后才发生过敏症状的。

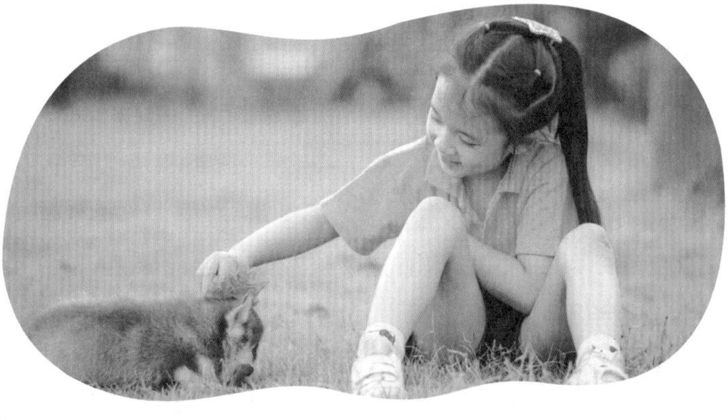

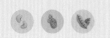

Q 怎么进行过敏原的排查？

提到过敏原，家长最先想到的就是做过敏原检测。不过，并不是所有过敏都能通过过敏原检测来确定的。尤其是对于2岁之内的孩子来说，很多根本就不能通过过敏原检测来判断。

孩子接触某种物质的症状反应、症状消失及再次出现这个物质接触—症状反应—反应消失的速度和程度是更重要的指标。这需要家长配合医生，做好过敏原的排查。

家长可从孩子接触过敏原的三大途径——不断饮食、呼吸、皮肤来着手排查。

饮食排查

饮食排查是对食物过敏最好的排查方法。可以采用每次少量给予单一食物出现症状反应—回避此类食物—症状反应消失的方法来排查导致过敏的食物。

对于半岁之内的婴儿来说，首先要考虑牛奶蛋白过敏。母乳喂养的婴儿可以通过妈妈在饮食中回避相关食物进行饮食排除，配方奶粉喂养的婴儿可以用氨基酸配方奶粉来排查牛奶蛋白过敏。

牛奶、鸡蛋、小麦、树生坚果、大豆、花生、鱼和甲壳贝类是最容易引起过敏的几种食物。在排查饮食类过敏原时，可以先从它们入手。

在食物过敏方面，遗传因素也要引起重视。如果父母中有一方曾经对海鲜过敏，那么孩子对海鲜过敏的概率要大于那些父母双方未曾对海鲜过敏的孩子。所以，父母吃了会过敏的食物应该成为首先被测试的对象。

日常食品中常会见到许多人工添加剂，下面这些添加剂对过敏体质者来说，有可能引起过敏反应。

防腐剂：防止食物腐败，延长食品的保质期，如安息香酸、苯甲酸、苯甲酸盐等，常见于肉干类制品、蜜饯、饮料、海鲜酱类、水果罐头等。可能引发的过敏症状包括胸闷、哮喘、湿疹。

漂白剂：漂白剂的作用是让食物看起来更可口，如硫酸盐、亚硫酸钠、二氧化硫、过氧化氢，有可能添加于豆干、火腿、烟熏乌贼、干燥果实类零食、葡萄酒、面条等食品中。可能引发的过敏症状包括瘙痒、荨麻疹、哮喘。

人工色素、着色剂：目的是使食品的颜色和外观看起来更美观，常添加于甜点、腌渍物、饮料中。可能引发的过敏症状包括荨麻疹、哮喘、过敏性鼻炎、过敏性结膜炎。

家长在排查食物过敏原时，也别忘了药物。无论是孩子生病时服用的药物，还是平时增强体质的保健品、中药、中成药等，都有可能会引发过敏反应。

吸入物排查

吸入性过敏原，是指在空气中飘浮、随着呼吸进入人体的过敏原，可能会引起过敏性哮喘以及过敏性鼻炎等。

常见的吸入性过敏原有尘螨、霉菌、花粉、动物皮毛等。如果孩子的过敏症状不是出现在花粉和柳絮飘扬的春季，而是在雾霾严重的季节，家长可以考虑是雾霾引起的过敏。

皮肤接触物排查

通过皮肤接触而引发过敏的接触性过敏原主要包括紫外线、辐射、冷空气、热空气、化妆品、洗发水、洗洁精、肥皂、化纤用品、金属饰品、细菌、病毒、寄生虫等。家长在排查这类过敏原时，要结合实际情况，尽可能地全面排查。

过敏性鼻炎广告偏方、验方可信吗？

一些人认为，鼻炎很简单，随便买点药吃就行了；而过敏性鼻炎不能根治，就随便跟着广告寻求偏方、验方。 鼻炎其实并不简单，可以分很多种鼻炎，每个人的情况不尽相同。随便买药吃，部分患者的鼻部症状可能得到控制，但也有部分患者导致病情加重，延误了治疗最佳时机。过敏性鼻炎患者应该去有条件的医院，找耳鼻咽喉科和经过变态反应学训练的专业医生来治疗。必须经过临床诊断、过敏原测试或过敏原皮肤点刺试验后，再给予个体化治疗的方案。 由于各种各样的致敏原在空气中飘散，人们无法加以清除，加之患者有过敏体质，所以过敏性鼻炎的治愈还是有较大难度的，目前只可以控制。一些宣传治鼻炎的广告鼓吹“包治包好”是不科学的。

过敏性鼻炎和感冒怎么区分？

伤风感冒多在气候变更，疲劳后、受热或受凉后，所导致的是以鼻塞、鼻涕多为主要表现的上呼吸道感染。本病起病时间短，也称为急性鼻炎，多因病毒感染所致，病程在5～10天，一般可自愈。起病早期也有清涕，继发细菌感染后可转为脓性鼻涕，再继续发展可发展为急性鼻窦炎、支气管炎甚至肺炎。与过敏性鼻炎的阵发性喷嚏、鼻痒、大量清水样鼻涕，以早晨症状重，随着日温升高，喷嚏、清涕减少，次日再次循环发作是不同的。

Q 过敏性鼻炎可以直接用感冒药吗?

过敏性鼻炎发作时鼻塞、流涕，跟感冒差不多，吃点感冒药就好了。——这就错了。过敏性鼻炎和感冒症状相似，但不能等同，其发病原因和机制也不一样，过敏性鼻炎是体内的一种变态反应，感冒是病毒感染人体导致的，感冒药内有抗组胺成分，过敏性鼻炎患者服用后有一定效果，但感冒药中的其他成分无治疗作用，反而会因长期服用而带来一定的不良反应，因此应避免使用感冒药来治疗过敏性鼻炎。

Q 锻炼越多越好吗?

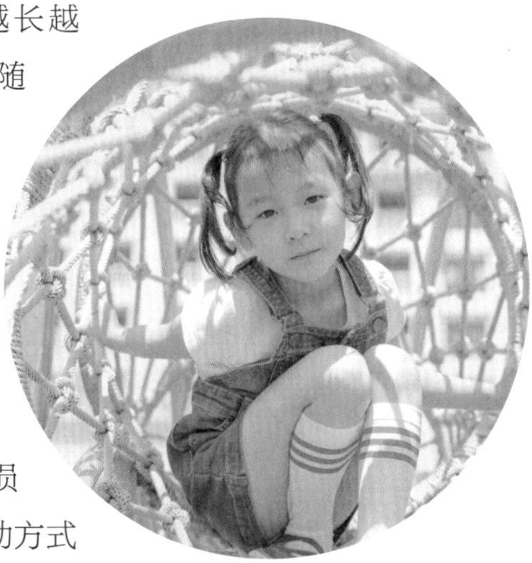

关于锻炼，有人觉得时间越长越好、强度越高越好，也有人认为随便锻炼一下就能达到目的。这两种想法都是不对的。患者需要提高机体抗病能力，但有些患者运动的强度过大，这样会适得其反。因疾病本身已使患者正气虚损，此时如果锻炼强度过大，汗出过多，气随汗泄，加剧正气损耗，反而不利于病情恢复。在运动方式的选择上，根据自己的体力、兴趣选择相应的运动并坚持，运动不宜太剧烈，出汗多时应及时擦干，避免直接吹风和冷空气。

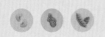

Q 过敏性鼻炎有并发症吗？

过敏性鼻炎通常会伴发多种并发症。

支气管哮喘

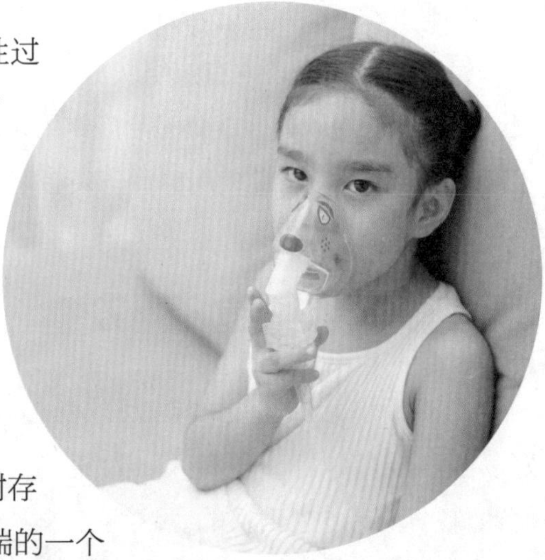

部分花粉症和严重的持续性过敏性鼻炎患者，会发生支气管哮喘，这是由于过敏性支气管病变的致敏物也可引发过敏性鼻炎。研究表明，过敏性鼻炎与支气管哮喘在流行病学、发病机制、病理改变等方面有很多相似之处，在上下呼吸道存在着一致性，经常同时存在，前者比后者先发病，是哮喘的一个危险因素，所以现在提出了“一个呼吸道、一个疾病”的概念。一般在鼻部、眼部症状出现后数年，才有支气管哮喘。在哮喘发作之前，先有持续性、久治不愈的咳嗽，这是哮喘的前驱症状。由过敏性气管炎或支气管炎所致的极少数哮喘患者，哮喘与鼻部、眼部症状同时出现。少数儿童先有哮喘，数年后才出现鼻部症状，此时哮喘可能还在发作，也可能已经没有症状了。支气管哮喘发作的主要表现是：呼气性呼吸困难并有哮鸣音；严重者伴有胸闷、憋气，不能平卧，常取端坐位或半坐位，以帮助呼吸；为了排出支气管内的黏稠痰，常不停地用力咳嗽，小儿可因此引起呕吐；当哮喘开始缓解时，常有多量白色黏痰咯出，呼吸困难随之解除。长期发作哮喘可以并发肺气肿、肺心病，严重影响患者的身体健康和生活质量。这种情况常见于常年性过敏性鼻炎。

过敏性分泌性中耳炎

由于肿胀和水肿的鼻黏膜与咽鼓管黏膜相连续，咽鼓管黏膜也可以发生同样的病变。当咽鼓管黏膜肿胀和水肿达到一定程度时，可导致咽鼓管阻塞，中耳腔积液，并出现传导性耳聋，这就是过敏性分泌性中耳炎。耳闷、耳堵塞感、耳鸣、听力下降可随鼻症状的变化有波动性，时轻时重，可能与是否接触了变应原有关。

过敏性鼻窦炎

鼻窦黏膜水肿，与鼻腔的病理改变类似。X线显示窦腔均匀、云雾状的模糊影。鼻黏膜水肿可以使窦口引流不畅，或窦内逐渐变成负压。患者有头痛，若继发感染，可伴有脓鼻涕。

过敏性咽喉炎

咽喉痒、咳嗽、轻度的声嘶，严重者可以出现会厌、喉黏膜水肿，呼吸困难，一般由食物性、化学性的变应原引起。

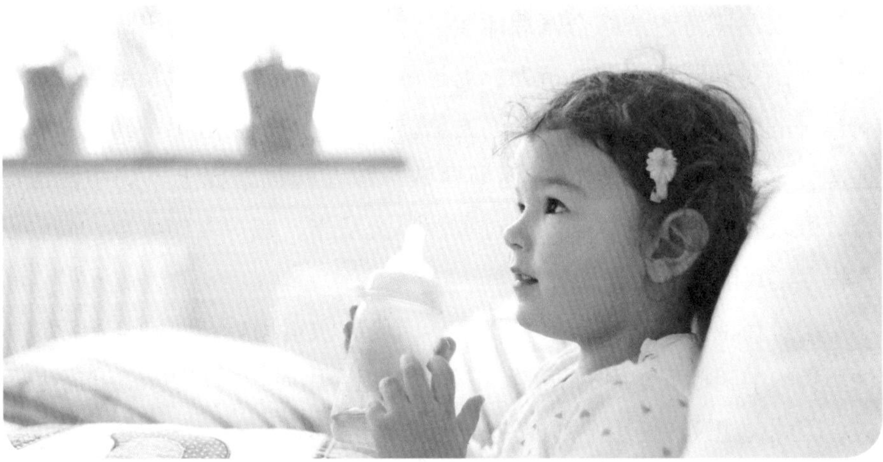

Q 中西药物可以一起用吗？

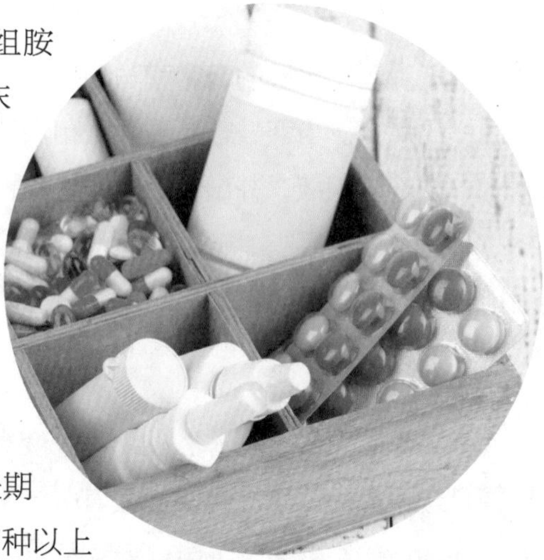

过敏性鼻炎西医治疗以抗组胺药与糖皮质激素为主，针对临床症状配合选用减充血剂、抗胆碱药、肥大细胞稳定剂或抗白三烯药，以上药物能迅速控制症状，但不能逆转变应性疾病的自然进程，可谓治标不治本。药物在体内代谢完，鼻部症状很快又发作，部分患者需要长期用药，还有部分患者即使应用两种以上的西药后仍难以控制症状发作。而过敏性鼻炎患者除了有鼻部症状外，常伴有一些全身症状，如恶风、怕冷、便溏等，如选用抗组胺药及糖皮质激素等西药，则不能很好地控制此类症状。

中医药本着“整体论治、治病求本”理念，运用中药、针刺、天灸、耳穴贴压等方法综合调理体质，通过改善机体内环境来降低其敏感性、提高对外界环境的抵抗力，对过敏性鼻炎的局部症状及全身症状均有良好的疗效，属于标本兼治的方法。但单纯的辨证应用中药内服，往往需要连续服用一段时间才逐渐显效，故在药物选择上不妨中西医结合，取长补短，方可达到控制过敏性鼻炎发作、减少发作次数、减轻发作程度的目的。

但是目前尚未有关于抗组胺药、糖皮质激素和减充血剂与治疗过敏性鼻炎的中药相互作用的研究，下列药物组合用可能会产生一定的不良反应，因此，建议在使用下列相关药物时慎重考虑。

常见中西药物不良相互作用

西药	中药	不良相互作用
抗组胺药：氯苯那敏、氯雷他定、西替利嗪	荆芥、防风、紫草、蝉蜕、蜂房、白芷、诃子、五味子、乌梅	中西医合用，对中枢的抑制作用增强
糖皮质激素药：强的松、丙酸氟替卡松鼻喷雾剂、糠酸莫米松鼻喷雾剂、布地奈德鼻喷雾剂等	茯苓、泽泻、山萸肉、黄芪	两者长期应用会降低免疫力、增加毒性
减充血剂：麻黄素	麻黄	两者合用，导致血压升高及心脏毒性增强

医师的西药处方主要是由患者的西医诊断和病情决定的，中药处方则是根据患者的体质、中医辨证分型和就诊时的相关症状综合评定后制定的，因此，用药不能完全拘泥于某西药与某中药混合使用可能产生的不良反应，应根据体质、诊断和相关症状来综合评估。若在就诊过程中医生开了西药和中药处方，建议西药和中药的服用时间间隔2小时左右，以便观察药物的不良反应和尽量避免不同药物之间的相互作用。

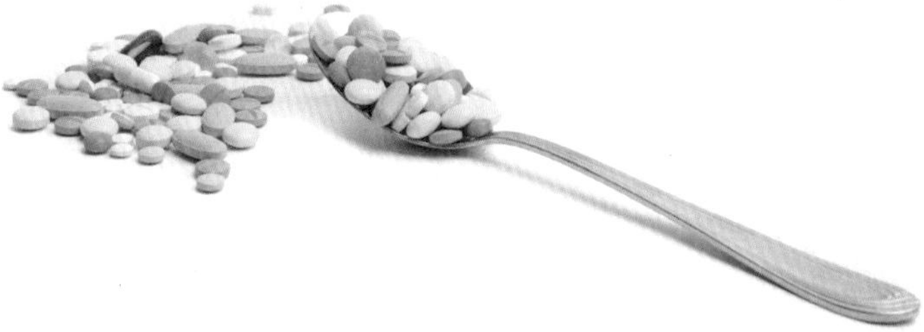

Q 抗过敏药物只在过敏发作时用可以吗？

抗过敏药物往往立竿见影，有人就觉得犯病时用就行了。事实上，立竿见影的抗过敏药多为抗组胺药物和激素类药物，不但会致人困乏疲倦，对肝肾还有损害，而长期口服激素类药物更可能导致肥胖、感染、色素沉着、电解质紊乱、影响儿童生长等问题（鼻用激素全身吸收极少，不良反应很小）。另外，这些抗过敏药物多在使用时见效，一停药就复发，症状甚至更重。过敏性鼻炎是一种长期反复发作的疾病，鼻腔黏膜的炎症是持续性炎症，应在疾病缓解期继续治疗。

Q 脱敏治疗是过敏性鼻炎的救命方式吗？

脱敏治疗是免疫治疗的一种方式，利用低剂量的过敏原刺激人体产生抗体，再不断加大过敏原的剂量，逐渐达到抗原抗体结合的高饱和度，这样当外界的过敏原再进入人体时，将不再产生变态反应，从而达到过敏体质的非过敏状态。这就是“舌下含服”或“皮下注射”脱敏治疗的基本原理。

但上述情况只是理想中的状态，实际医疗中存在以下几个现实的问题：一是过敏原的种类繁多。自然界中存在着极多的过敏原，而我们目前能检测的包括食物组和吸入组也就30多种。目前，脱敏治疗主要是针对单独螨虫过敏的患者有一定的疗效。二是治疗费用高，疗程长。三是脱敏治疗期间和脱敏治疗后仍需药物治疗，只是在脱敏治疗起效后药物可逐渐减少。因此，在脱敏治疗前，医患双方应充分沟通，目前的医疗技术水平治愈过敏性鼻炎还很难。尤其是目前对多种过敏原中单一的一种脱敏，临床上实际的疗效是有限的。

Q 所有过敏性鼻炎的患者都适合做脱敏治疗吗?

有家长认为要在孩子还小的时候把过敏性鼻炎治好，所以常常要求给小孩做脱敏治疗。脱敏治疗适合以下过敏性鼻炎患者：

过敏性鼻炎合并过敏性哮喘的患者，在药物治疗的前提下，使用免疫治疗，可以同时减轻呼吸道和鼻部的症状。单纯螨虫过敏，舌下含服即可；合并有其他过敏原者，可以考虑皮下注射。

单纯螨虫过敏的过敏性鼻炎患者，可以考虑舌下含服治疗，疗程3年。

难治性或常年性过敏性鼻炎患者，长期用药效果差，可以考虑联合脱敏治疗。

对激素不敏感的过敏性鼻炎患者，脱敏治疗是一种可能有疗效的方法。

但是对于儿童，脱敏疗法是有严格限制的。就目前常用的脱敏药物，“舌下含服”在4岁以上才能使用；而“皮下注射”必须在6岁以上才能使用。尤其是儿童，如果仅有间歇性过敏性鼻炎，不主张使用免疫治疗。文献表明，儿童的免疫功能在9岁和13岁左右会有两次很大的提升，这就是很多哮喘患者在9岁后发作减少或不发作和过敏性鼻炎患者在13岁以后可渐渐自愈的原因。因此，脱敏治疗对于患有间歇性鼻炎的儿童是否合适，还是一个值得商榷的问题。

Q 脱敏治疗有不良反应吗?

脱敏，就是给人体加入适当的过敏原，既可以让我们产生抗敏的状态，也有可能造成机体的过敏状态，而且一旦发生过敏反应，后果也是很严重的。目前，在国内已经报道1例成人在进行免疫治疗时发生严重的不良反应，这也是我们临床医师在推荐患者进行脱敏治疗时必须注意的问题。

Q 脱敏治疗可以完全替代药物治疗吗？

脱敏治疗并不能完全替代药物。脱敏治疗的第一个50周，鼻喷激素和抗组胺、抗白三烯药物不能减量；第二年在治疗有效的前提下，药物治疗量可以减少一半；第三年以后仍需要用维持量的药物治疗。很多人由于害怕使用鼻喷激素，而对脱敏治疗抱有很大的希望。其实脱敏治疗只是一线药物治疗前提下的一种辅助治疗的方法，在脱敏疗程（一般是3年）结束后，在有疗效的情况下，维持量的药物治疗还得进行。而对于早期就发现疗效不佳的患者，药物治疗仍是其主要的治疗方法，脱敏治疗甚至可以停止，以减轻患者的负担。

Q 手术可以治愈过敏性鼻炎，就无需药物治疗了吗？

过敏性鼻炎手术治疗主要适用于合并鼻腔结构异常的过敏性鼻炎患者，如鼻中隔偏曲矫正加划痕术和鼻甲部分切除术等，手术解除鼻腔的机械性阻塞，改善鼻腔通气。对于不存在鼻内结构异常者，可采取其他辅助治疗，包括下鼻甲射频治疗，微波在鼻丘、鼻中隔前上方、中鼻甲多点热凝治疗或激光照射鼻丘、鼻中隔和蝶腭孔治疗等。这些手术主要是通过破坏鼻黏膜防御功能，降低敏感性；破坏感觉神经和副交感神经纤维，降低其兴奋性；抑制鼻黏膜肥大细胞、嗜酸性粒细胞和淋巴细胞脱颗粒和介质的释放，使P物质失活、变性等。但是手术导致的改变都是短暂的，随着黏膜的再生、神经末梢的重新长入，过敏性鼻炎会复发，所以这些手术达不到根治过敏性鼻炎的目的。过敏性鼻炎是由变应原激发的、由IgE介导的鼻部炎性疾病，手术治疗只是一种对症性、创伤性和非特异性治疗手段，并不能直接改变过敏性鼻炎患者的免疫状况，因而更多的作为辅助治疗手段。目前控制过敏性鼻炎主要采用药物治疗和免疫治疗，同时尽量避免接触过敏原。

Q 为什么过敏的孩子越来越多？

为什么现在的营养条件、卫生条件、医疗条件比过去都更好了，过敏的孩子反而越来越多了呢？实际上，原因是多种多样的，具体到每一个过敏的孩子身上，原因也各有不同。比如，剖宫产的孩子越来越多，有的孩子出生以后第一口吃的是配方奶粉而不是母乳，有的孩子家里经常过度使用消毒剂，有的孩子一发热感冒就使用抗生素，这些都是导致孩子容易过敏的因素。

过早添加配方奶粉

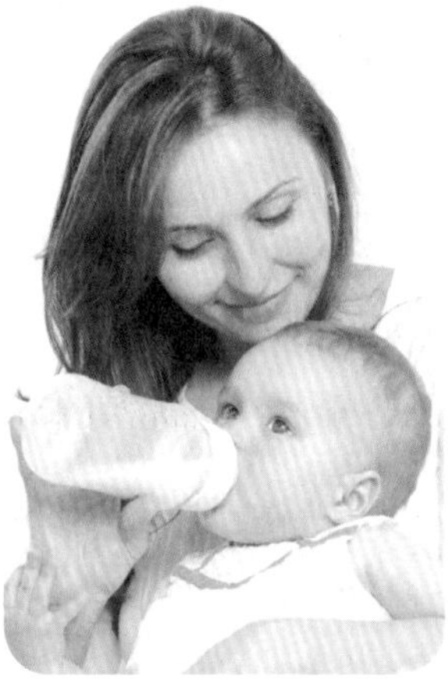

由于各种原因，很多孩子在半岁之前就添加了配方奶粉，甚至有的孩子出生后第一口吃的不是母乳，而是配方奶粉。过早添加配方奶粉的原因可能是妈妈没有母乳，或者担心母乳不够孩子吃，也可能是妈妈或孩子有母乳喂养禁忌证，不能母乳喂养。虽然配方奶粉也是专门为婴儿准备的营养全面的奶粉，但是过早加入配方奶粉却会导致孩子容易过敏。分布在妈妈乳头、乳头周围和乳管内的细菌中，大多数是孩子需要的厌氧菌，孩子通过母乳获得厌氧菌，才能顺利建立肠道菌群。如果孩子的第一口奶吃的不是母乳而是配方奶粉，就无法及时获得厌氧菌建立肠道菌群，配方奶粉中的异性蛋白质就会穿过肠壁的缝隙进入血液，使孩子处于致敏状态。就算在这之后采取母乳喂养，当再次接触配方奶粉的时候还是有可能引发过敏，所以能够坚持给孩子进行母乳喂养当然是最好的。如果真的需要加配方奶粉，尽量在孩子半岁之后再添加。如果实在担心孩子营养跟不上，也最好在每次母乳之后再给孩子喝配方奶粉作为补充。

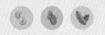

消毒剂使用过度

随着生活水平的不断提高，我们的卫生意识也越来越强。本来讲卫生是一件好事，但是有的家长认为孩子接触到的细菌越少越好，恨不得给孩子创造一个完全无菌的环境，所以每天用消毒剂擦地板、擦洗玩具，用消毒纸巾给孩子擦手，生怕孩子接触到一丁点儿细菌而影响健康。殊不知，消毒剂使用过度对孩子的健康是非常不利的。首先，频繁用消毒纸巾给孩子擦手，会让孩子在吃东西的时候把手上残留的消毒剂也吃进肚子里去，这样就会破坏肠道菌群的正常状态，容易导致过敏；其次，孩子在生活中接触少量细菌对免疫系统的发展是有好处的，如果一直让孩子生活在一个接近于无菌的环境下，反而不利于免疫系统的建立和成熟。

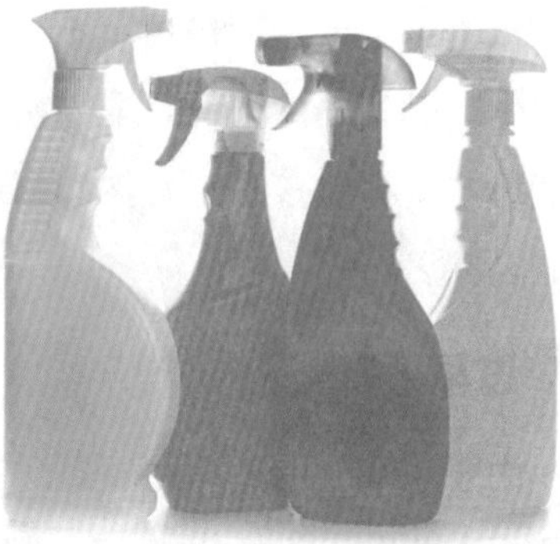

抗生素的使用不够谨慎

抗生素的发现带动了医疗水平的极大提高，挽救了很多人的生命，因为在抗生素被发现以前，我们对于细菌感染是束手无策的。但是现在，孩子感冒发热了，家长就想马上给孩子打一针抗生素，让孩子好起来。殊不知，抗生素只对细菌感染有效，对病毒感染是没有用的。况且使用抗生素会把好细菌、坏细菌一起杀灭，导致肠道菌群失衡，增加过敏的概率，因此，给孩子使用抗生素需要很谨慎。另外，抗生素也要规范使用。比如对于细菌感染引起的病症，医生给开了抗生素，嘱咐吃五天，结果只吃了三天，家长觉得好得差不多了，就不给孩子吃了。其实这时候体内的致病细菌并没有完全被杀死，如果不继续用药，残留的细菌就会反扑，并且会产生抗药性，以后这种抗生素就会失效了。因此，家长在给孩子使用抗生素的时候一定要遵循以下几点：

不滥用抗生素。对于病毒性的感冒、发热，完全不需要使用抗生素，就算用了也是没有用处的。抗生素只适用于细菌感染引起的病症。

规范使用抗生素。使用抗生素治疗细菌性感染要谨遵医嘱，用满疗程，不能随意缩短或者延长疗程。

搭配益生菌。为了保护肠道菌群，使用抗生素的时候最好搭配一些益生菌制剂。不过，抗生素和益生菌制剂不能同时服用，要间隔2小时服用。

剖宫产

近些年来，剖宫产手术成了越来越多准妈妈的选择，剖宫产率也节节攀升。但是，剖宫产的孩子比顺产的孩子更容易过敏。顺产的婴儿通过接触母体产道和肠道的菌群，肠道中有益菌的定植率比较高，能建立正常的肠道菌群环境，这样就有利于婴儿免疫系统的成熟。而剖宫产的婴儿没有经过产道的挤压，缺少接触建立免疫功能的细菌，不利于正常菌群的建立，所以就更容易过敏。有临床研究显示，不管有没有家族过敏史，剖宫产婴儿的过敏风险都有不同程度的增加。

环境质量变差

近些年很多地方由于环境保护不力，空气质量变差了，雾霾天出现频率变高了。雾霾中含有尘埃、细菌、病毒、螨虫、硫酸盐等在内的20多种对人体有害的细颗粒有害物质，这些物质会直接对人体的呼吸道产生影响。就算是健康的人，持续暴露在雾霾的天气中，也会出现鼻堵、鼻干、流涕等症状。孩子的气道狭窄，雾霾中的有害物质更容易停留在孩子体内，导致咳嗽、喘息、过敏性鼻炎的频繁发生。如果孩子本身就有过敏史，不好的空气环境更容易诱发过敏性疾病。另外，需要注意的是，除了自然环境，二手烟、甲醛也会加剧孩子的过敏风险。

进口食品越来越多

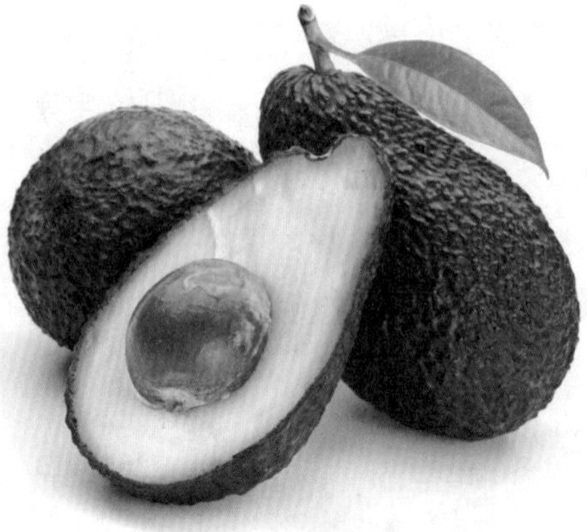

随着生活水平不断提高，物质生活不断丰富，我们接触到的进口食品也越来越多。许多家长觉得进口食品一定比国内的好，于是给孩子买来很多进口食品，比如牛油果、三文鱼等。确实，很多进口食品的营养很丰富，但是对于孩子的接受度来说，反倒不如我们日常吃的食品。我们知道过敏是跟B细胞密切相关的，而B细胞的功能会受到遗传因素的影响，家长对食物的接受度会遗传给孩子。家长不常吃的甚至从没吃过的食物对于孩子来说，在接受度上存在一定的风险，更容易造成过敏。

Q 如何判断孩子是不是过敏体质？

孩子是过敏性体质，不仅容易发生过敏性疾病，包括湿疹、过敏性鼻炎、支气管哮喘等，还可能对其他过敏原发生过敏，如花粉过敏、尘螨过敏等。妈妈可以通过下面的测试来对孩子的情况进行初步的判断。

是否具有以下情况	出现情况		
你或你的爱人或孩子的爷爷、奶奶、外公、外婆有过敏史	是		否
孩子患有湿疹或脂溢性皮炎	是		否
孩子的皮肤出现红色斑疹、疙瘩，瘙痒	经常	偶尔	否
孩子的皮疹发生于肘部、膝部、四肢、全身等，常为对称性发作	经常	偶尔	否
孩子经常揉眼睛，早上起床流鼻涕、抠鼻孔、打喷嚏、鼻塞	经常	偶尔	否
孩子多汗、多动、夜惊、易感冒	经常	偶尔	否
孩子常无故咳嗽，咳嗽呈阵发性干咳，或有少量白色泡沫痰	经常	偶尔	否
大笑或较剧烈活动后，孩子会咳嗽	经常	偶尔	否
吸入烟雾或油漆等刺激气味，孩子咳嗽会加重，常在晚上或凌晨发作	经常	偶尔	否
晚上睡觉刚睡下的半小时到 2 小时孩子容易出汗	经常	偶尔	否
孩子上楼梯不愿意走，容易气喘，要求父母抱	经常	偶尔	否
孩子睡觉咬牙、说梦话、流口水，甚至打呼噜	经常	偶尔	否
孩子早上起来口臭，喝水或刷牙后消失	经常	偶尔	否
孩子肚子痛、肚子胀、消化不良，好动，发脾气	经常	偶尔	否
孩子注意力不集中，记忆力差，感到疲倦、四肢乏力	经常	偶尔	否

如果以上情况中出现三种以上，就可初步判断为过敏体质，需要到正规医院进行进一步检查。一旦确定过敏原后，家长平时要注意让孩子避开过敏原。

Q 孩子过敏，家里还能养宠物吗？

孩子都是喜欢小动物的。对于处在成长期的孩子来说，家里养宠物可以培养孩子的责任感和爱心，提高孩子的自尊和自信，增强孩子的社交能力，让孩子学会了解生命和尊重生命。但是宠物也可能造成一些健康隐患，最重要的一点，就是可能会引发过敏。

猫、狗等宠物的皮毛很容易成为真菌的繁殖场所。宠物与人体接触的过程中，脱落的毛发、皮屑也会通过各种途径接触人体，成为致敏原，引发过敏性反应，如哮喘、过敏性鼻炎、过敏性结膜炎、皮癣、湿疹等。

因此，如果家里有过敏体质的孩子，在平时生活中，父母要注意以下几点：

①家里最好不养宠物。猫和狗是最为常见的会引起过敏的两种动物。平时不注意的话，过敏体质的孩子很容易因此过敏。

②如果一定要养，要从正规渠道购买宠物，不要购买来源不明的宠物，以避免宠物带来一些疾病。在让宠物接触孩子之前，要先在一个没有孩子的环境中养一段时间，观察宠物有没有频繁脱毛、毛发不均匀，是否有些毛发发暗，排除皮肤病等问题。还要给宠物接种疫苗，经常给宠物洗澡，清理它的脱屑和毛发。

③避免孩子与宠物过于亲密，特别是不要让宠物进入卧室，更不要到床上。

④定期打扫卫生，保持居室的整洁卫生，尤其是宠物毛要及时清理。

⑤尽量不使用地毯和垫子，因为宠物走过或在上面玩耍容易掉下皮屑或寄生虫、螨虫。

⑥及时清理宠物的窝，定期消毒。与宠物接触后要及时洗手。

⑦如果孩子已经对宠物的皮毛出现过敏，就不能养宠物了。

⑧可以与孩子商量养一些不会致敏的宠物，如乌龟、金鱼、热带鱼等，既增加了生活乐趣，又可以避免可能带来的不良影响。

Q 过敏的孩子如何避免二手烟的伤害?

①爱抽烟的家长要自觉戒烟。

②如果烟瘾比较大，没有足够的毅力去戒烟，就尽量不要在孩子面前吸烟，至少让室内环境是无烟的。

③如果家里有爱吸烟的客人来访，也不要让他们在室内随意吸烟。可以委婉地告诉他们，或者请他们到室外吸烟。

④抽过烟后，应脱掉抽烟时穿的衣服、鞋子，然后洗干净自己的脸和手，再去抱孩子。

⑤房间里多摆放一些绿色植物，如吊兰、绿萝、芦荟等，一定程度上可以净化香烟中的一些有害成分。

⑥带孩子出去游玩时，最好选择明令禁烟的场所。如果没有明令禁烟的场所，就选择无烟区或者通风较好的区域，方便避开二手烟。

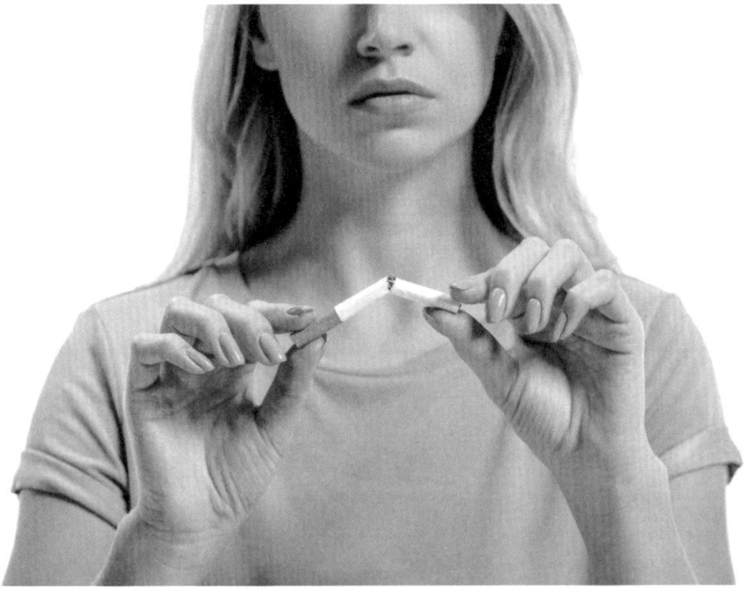

Q 过敏孩子的玩具该怎么清洗？

玩具是孩子必不可少的“好朋友”，对于不过敏的孩子来说，玩具只需要日常简单清理就可以了；但对于过敏的孩子来说，容易藏污纳垢的玩具很可能会沾满细菌、蓄积尘螨，引发过敏。可见，玩具的清洁很重要。不过，孩子玩具的种类很多，不同材质的玩具应采用不同的清洗方式。

毛绒玩具是孩子最喜欢的玩具之一，却最容易聚集尘螨。尘螨过敏比较常见的症状有皮肤过敏和呼吸道过敏，表现为眼睛痒、鼻子痒，晚上睡觉或早上起床有鼻塞、咳嗽、打喷嚏等症状。可以水洗的毛绒玩具可用中性洗涤剂温水洗，用毛刷轻刷，洗后进行脱水处理，然后放在阳光下暴晒；如果是不能用水清洗的毛绒玩具，可以放到塑料袋里，加入粗盐使劲摇晃约10分钟后，取出擦干净粗盐，然后拿出去晒一晒，就可以起到杀菌除螨的效果。

塑胶类玩具种类比较多，也比较常见，需要经常清洗。在清洗的时候可以先喷少许酒精再用水清洗，或在水中放入少许温和的洗涤剂，再放入玩具清洗，最后放在阳光下晒干即可。不过，有一些容易把水留在里面且不容易弄出来的塑胶玩具时间长了难免会滋生细菌，尽量不要给孩子买这样的玩具。

木质玩具比较常见的就是积木，如果表面有脏污可以用橡皮擦一擦，缝隙之间可用旧牙刷一刷。需要注意的是，木质玩具泡水之后容易变形，也不能直接喷清洁剂，最好的清洁方法就是用棉布蘸酒精擦拭，然后自然风干就可以了。

孩子的玩具一般建议每周清洗 2 次左右。在晒的过程中，还要经常给玩具翻面，尽量保证玩具的各个部位都能晒到太阳。这样才能充分杀灭细菌，保证玩具的清洁和卫生。